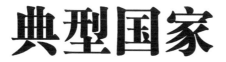

典型国家
食物与营养发展分析

农业农村部食物与营养发展研究所

蔡少伦　徐海泉　著

U0349636

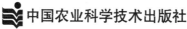

中国农业科学技术出版社

图书在版编目（CIP）数据

典型国家食物与营养发展分析／蔡少伦，徐海泉著 . -- 北京：中国农业科学技术出版社，2021. 12
　　ISBN 978-7-5116-5610-0

　　I.①典… Ⅱ.①蔡…②徐… Ⅲ.①食品营养-发展-研究-世界　Ⅳ.①R151. 3

中国版本图书馆 CIP 数据核字（2021）第 253693 号

责任编辑	崔改泵　马维玲
责任校对	李向荣
责任印制	姜义伟　王思文

出 版 者	中国农业科学技术出版社
	北京市中关村南大街 12 号　　邮编：100081
电　　话	（010）82109194（编辑室）　　（010）82109702（发行部）
	（010）82109709（读者服务部）
网　　址	https://castp.caas.cn
经 销 者	各地新华书店
印 刷 者	北京建宏印刷有限公司
开　　本	148 mm×210 mm　1/32
印　　张	3
字　　数	60 千字
版　　次	2021 年 12 月第 1 版　2021 年 12 月第 1 次印刷
定　　价	20. 00 元

资　　助

国家自然科学基金委国际（地区）合作与交流项目（项目号：71861147003）

国家自然科学基金委青年基金项目（项目号：71804079）

中国农业科学院科技创新工程专项（项目号：2021-1-01-03-01、 2021-1-01-04-01、 2021-1-01-08、2021-1-01-15-02）

中央级公益性科研院所基本科研业务费项目（编号：1610422022001）

前　言

　　美国和日本在食物与营养方面取得的成就与一系列营养政策的制定和实施密不可分。为此，研究美国和日本这两个发达国家的食物与营养政策演化，总结其先进经验，对于中国制定并推行适合本国营养改善与发展的有效政策有着重要的借鉴意义。

　　虽然各个国家在食物与营养方面取得了很多成果，但系统总结不同国家营养政策演进并进行比较分析的研究并不多。本书将两者结合在一起，整理美国和日本各个时期的营养政策，总结演进趋势，分析发展特点，并在比较两者异同及中国与之差异的基础上，从不同角度得出对中国营养政策的整体规划布局和政策实施方面的启示。

目　　录

第1章 世界主要国家食物与营养
发展政策与分析

1.1 发展历史回顾

食物与营养发展状况是一个国家社会事业发展和文明进步程度的重要标志。许多国家都非常重视改善公众食物与营养状况，印度将提升国民健康和食物与营养状况列入了宪法条款，美国从 1969 年起聘请食物与营养专家作为总统政策顾问，并将之列入政府工作的重要内容。本书主要介绍的美国、日本等国家的食物与营养政策对于完善我国食物与营养政策有一定启示。

欧洲国家对食物与营养问题有比较一致的观点，一般认为：食物与营养问题的本质可以从第二次世界大战作为分界点，第二次世界大战前主要是营养素摄取不足导致慢性病；第二次世界大战后主要是营养素摄取过量导致慢性病。他们还认为：食物与营养应该是农业和卫生部门之间的一座桥梁，但由于过去人们对食物与营养问题的忽视，食物与营养知识和人才的匮乏产生了一系列问题，因此应该尽快由政府牵头，采取统一行动。根据 WHO 欧洲区食物与营养政策项目调查，1999 年，欧洲有 29 个国家出台过食物与营养政策方面的相关文件；16 个国家有管理或执行食物与营养政策方面的机构；28 个国家有技术支持委员会；26 个成员国报告有常设政府机构，主要是开展食物生产和销售、食物监督、管理规则、健康促进和食物与营养宣教活动；28 个国家报告在福利部与农业部之间就食物与营养政策方面有定期磋商机制。

1.2 发展现状特点

近年来，世界上主要的食物与营养政策至少包括 6 项。

第一是第二届国际营养大会（The Second International Conference on Nutrition，ICN2）。1992 年联合国粮食及农业组织（FAO）和世界卫生组织（WHO）联合召开了第一届国际营养大会，制定了十年营养目标，是国际层面营养政策演变非常重要的里程碑；2014 年在罗马召开第二届国际营养大会，并宣布 2016—2025 年为"联合国营养问题行动十年"。第一届国际营养大会制定的营养目标大都与狭义的营养不良有关，具体如下：消除饥饿现象和由饥荒造成的死亡；在儿童中大大减少营养不良并降低死亡率；明显减少长期饥饿的现象；消除主要的营养性疾病。而十年过去，由于人们膳食结构和生活方式的转变，带来了新的健康问题。再次制定的营养问题行动十年（2016—2025 年）计划则重新定义了营养不良，不仅包括通常认为的饥饿、营养不足、儿童发育迟缓、消瘦、体重不足、微量营养素缺乏症，还将超重、肥胖纳入营养不良的范畴。十年间的变化由此显现，现在我们面临的新的营养问题更加复杂与棘手。

第二是联合国可持续发展目标（Sustainable Development Goals，SDGs）。2000 年，联合国发布了 8 项千年发展目标（Millennium Development Goals，MDGs），MDGs 的新标志为"我们能够消除贫穷"，8 项目标中包括消除极端贫穷和饥饿、降低儿童死亡率等，旨在将全球贫困水平在 2015 年之前降低 1/2（以 1990 年的水平为标准）。

继 MDGs 之后，2015 年 9 月联合国通过了 17 项可持续发展目标（SDGs），其中包括消除贫困、消除饥饿、良好健康和福祉等。SDGs 提到，在"确保到 2030 年消除饥饿，使所有人能够获得安全、营养和充足的食物"这一目标得以实现的同时，应该消除一切形式的营养不良和肥胖，并实现微量元素的均衡。从 MDGs 到 SDGs，国家和国际社会优先关注的问题始终没变，SDGs 关注的范畴更加宽广，力求所有成员国的所有人"没有一个人掉队"，深入分析了一些关键领域，如非传染性疾病包括心脏病、糖尿病等，确保所有年龄段人群的健康，并促进其健康水平的持续改善。

第三是《2021 年世界食物安全和营养状况》报告（The State of Food Security and Nutrition in the World 2021）。2021 年 7 月 12 日，《2021 年世界粮食安全和营养状况》报告正式在罗马发布。

2015 年，《世界粮食安全和营养状况》报告曾承诺到 2030 年实现消除饥饿、粮食不安全和一切形式营养不良的目标，但 6 年后情况却截然不同。当时，尽管人们深知面前的挑战不容小觑，但依然乐观地相信，只要采取适当的改革措施，就能在以往进展的基础上大幅度加快步伐，稳步实现这一目标。然而，前四期《世界粮食安全和营养状况》报告却让人们看到了令人失望的现实。全世界在实现有关确保所有人全年都有安全、营养和充足食物的第一项可持续发展目标或有关消除一切形式营养不良的第二项可持续发展目标上均未取得整体进展。

2020 年的《世界粮食安全和营养状况》报告强调，2019 冠状病毒（COVID-19）疫情已对全球经济造成巨大破坏，引发了自第二次世界大战以来最为严重的衰退，如果全世界不能快速采取行动，那么包括儿童在内的大批民众的粮食安全和营养状况将出现恶化。遗憾的是，疫情仍在不断暴露全世界粮食体系中存在的问题，这些都威胁着世界各地人民的生活和生计，尤其是最弱势群体以及生活在脆弱状况中的人民。

据最新版《2021 世界粮食安全和营养状况》报告估计，2020 年全世界有 7.2 亿～8.11 亿人口面临饥饿，与 2019 年相比增加了 1.61 亿人。2020 年有近 23.7 亿人无法获得充足的食物，在短短一年内就增加了 3.2 亿人。世界上没有一个区域能够幸免。由于健康膳食的高成本以及长期存在的严重贫困和收入不平等现象，健康膳食对世界各地约 30 亿人而言依然遥不可及。此外，该报告中的最新分析结果表明，健康膳食在经济上越发让人难以负担，与中度或重度粮食不安全问题的恶化有着密切关联。该报告是新冠疫情暴发后发布的第一份此类全球评估报告。报告由联合国粮食及农业组织、国际农业发展基金、联合国儿童基金会、联合国世界粮食计划署和世界卫生组织联合发布。

第四是终止儿童肥胖委员会（Commission on Ending Childhood Obesity，CECHO）的报告。在很多国家，儿童肥胖已经达到惊人的比例，并带来了急迫和严重的挑战。2014 年 WHO 成立终止儿童肥胖委员会，并于 2016 年出版终止儿童肥胖委员会的报告。终止儿童肥胖委员会主要负责为世界上不同情况的儿童和青少年的肥胖问题提出一系列建议，主要建议：促进健康食物的摄入；促进身体活动；孕前期和孕期护理；儿童早期的饮食和身体活动；学龄儿童的健康、营养和身体活动；体重管理。

肥胖的婴儿和儿童在成年期可能会继续肥胖，而且更可能在成年时出现各种健康问题，包括心血管病、胰岛素抵抗、肌肉骨骼疾患、某些癌症、残疾等。

联合国在 2015 年制定的可持续发展目标中，确定将非传染性疾病的预防和控制作为核心优先考虑。非传染性疾病的危险因素中，肥胖尤其让人忧虑，是抵消对延长寿命有贡献的许多健康益处的主要原因。这就需要支持性政策、环境、学校和社区共同努力，促使父母和儿童从有利健康的角度做出正确选择。学龄儿童和青少年应当限制总脂肪和糖的摄入量；增加水果、蔬菜、豆类、全谷类及坚果的食用量；定期参加体育活动（60 min/d）。而食品工业在促进健康饮食方面也发挥着重要的作用，例如，减少加工食品中脂肪、糖分和盐分的含量；确保全体消费者均可以负担得起健康营养的饮食；开展负责任的市场营销，尤其是针对儿童和青少年的营销活动。

第五是扩大营养规模运动（Scaling Up Nutrition，SUN）。在 2008 年公布的哥本哈根共识（Copenhagen Consensus）中，最佳投入项目是解决营养不良（维生素 A 和锌等），并指出营养干预是最具有成本—效益的干预措施，这促进了 SUN 运动的兴起。SUN 运动 2010 年 9 月正式启动，WHO 和世界银行等机构参与其中，2011 年起开展生命早期"1 000 天计划"，着眼于从孕期到儿童出生后 2 年的营养保障，增加 1 000 天营养干预措施的覆盖率，如母乳喂养、辅食喂养及主要维生素和矿物质的提供等。至今，全球已有 59 个国家参与其中，参与国家主要集中在非洲和东南亚地区。

第六是 2021 年首届联合国粮食系统峰会（UNFSS2021）。本次峰会汇聚世界多国领导人，以推动国家和区域行动，通过粮食系统转型来实现联合国的 17 项可持续发展目标（SDGs）。全球超过 85 个国家的首脑在会议上做出了承诺。

最新一份 IPCC（政府间气候变化专门委员会）报告对人类活动造成全球变暖发出了"红色警报"，在此之后，美国政府承诺提供 100 亿美元来解决气候变化和粮食不安全问题。这些资金的一半将投资于国内，这是基于其"认识到所有国家，即使是粮食生产过剩的国家，都必须采取措施以改善营养状况，并根据不断变化的气候对其粮食体系作出调整"。新型冠状病毒肺炎疫情使贫困人口增加了 1.24 亿，营养不良率增加了约 9.9%。新西兰总理杰辛达·阿德恩宣布新西兰将加入土著人民粮食体系联盟，她表示："我们承诺确保土著民族能够帮助引领前进。"洪都拉斯、萨摩亚、秘鲁和菲律宾等国家也承诺支持土著民族权益。"对全球社会而言，我们没有履行消除饥饿的承诺，"芬兰总统绍利·尼尼斯托表示。孟加拉国总理谢赫·哈西娜强调了专注于"为每个人提供高质量食物"的必要性。同样，布基纳法索承诺将食物权纳入其宪法。柬埔寨承诺努力促进两性平等以及为青年人和妇女创造就业机会。斐济共和国总理乔萨亚·沃伦盖·姆拜尼马拉马表示："我们的环境、人民和粮食系统相互交织、相互维系，为了我们和子孙后代，我们的应对措施也必须如此。"阿拉伯联合酋长国宣布与美国共同发起气候农业创新任务（AIM）。美国农业部长汤姆·维尔萨克表示："我们必须发挥独创性的力量以改善粮食体系，使其为所有人提供安全、营养、可以负担并可获得的粮食，同时保护自然资源，应对气候危机。"所有提交的文件都汇编于公定书中，而所有承诺都将刊载于在线承诺注册表。

盖茨基金会的梅琳达·盖茨也宣布提供新的以营养为关注点的 9.22 亿美元五年期资助。

美国和日本在食物与营养方面取得的成就与一系列营养政策的制定和实施密不可分。为此，研究美国和日本这 2 个发达国家的食物与营养政策演化，总结其先进经验，对于中国制定并推行适合本国营养改善与发展的有效政策有着重要的借鉴意义。

国内很多学者对国外营养政策的发展和演变进行过广泛深入的研究，取得了许多研究成果，大致分为 2 类：一是针对某一国家具体的营养政策分析其发展规律和借鉴意义，就中国如何借鉴得出相应结论；二是从某一营养政策角度入手，总结不同国家和地区对该政策的实施情况，分析中国在此方面如何制定和实施相应政策。

1.3　发展趋势展望

虽然各个国家在食物与营养方面取得了很多成果，但系统总结不同国家营养政策演进并进行比较分析的研究并不多。本章将两者结合在一起，整理美国和日本各个时期的营养政策，总结演进趋势，分析发展特点，并在比较两者异同及中国与之差异的基础上，从不同角度得出对中国整体布局规划与实施营养政策方面的启示。

第2章　美国食物与营养发展政策与分析

2.1　发展历史回顾

美国作为世界第一大经济体，历来对国民的营养状况非常重视，强调营养均衡和改善的重要性，在历史发展的不同时期及时对国民营养目标做出调整，并通过不断更新的营养法案和政策措施，推动了国民食物与营养的可持续发展，其国民的食物消费与营养水平是西方发达国家的典型代表。20世纪30年代经济危机所引发的一系列问题使美国开始注重食物与营养问题，并制定了一系列措施和计划促进国民营养水平的改善与提升。发展至今，美国的食物与营养已建立了完善的体系，纵观其发展过程，按照时代发展和食物与营养政策关注点的不同，可将其划分为4个阶段。

首先是20世纪30—50年代的食品营养援助的初步尝试阶段。20世纪30年代的经济危机引发了经济萧条、社会动荡以及大量农产品剩余等一系列问题。与此同时，应战争需要，入伍的年轻人因为营养不良无法通过体检的现象引起了美国当局的重视。美国政府自 20 世纪 30 年代就开始了国内食物与营养援助的实践，并陆续发展了针对低收入者、妇女、婴幼儿、学龄儿童、老年人及其他特殊群体的各类食物与营养援助计划。

考虑在当时的经济和社会条件下，市场无法进行自身调节和改善，为此，政府为了解决年轻人营养不达标的问题，同时考虑过剩农产品的销路需求，开始推行学校午餐计划。该计划在各州政府的支持下得到了顺利推广，到 1942 年已经遍及美国所有的州。1946 年，美国国会正式通过《国家学生午餐法》，并明确由农业部负责，政府向学校提供现金或设备资助，并在签订协议的基础上要求学校为学生提供符合国家规定的营养标准的午餐。此计划在政府的现金补助、法律制约及教育机构的督促等保障机制下得到了顺利推进。

在学生午餐计划实行期间，年轻人的营养问题得到了很大程度的改善，因此，低收入人群营养不良的状况给社会造成沉重负担的问题凸显并引起美国政府重视。为了改善低收入家庭的营养水平，并以政府采购的方式进一步解决过剩农产品的销路问题，作为《食品券法》雏形的粮食救助政策开始出现，政府通过向低收入者发放特定食品券的方式以供他们在指定的食品店内换购面包、蔬菜、肉类等国家规定的营养类食品，以保障低收入人群日常摄入食物的营养性。随着

经济的复苏，作为临时救济政策的食品券项目于 1943 年被
终止。即便如此，在特殊时期发挥积极作用的食品券计划和
学校午餐计划被看作美国食品营养援助项目的初步试水，既
改善了学生和低收入家庭的营养不良状况，又在一定程度上
解决了农产品剩余问题，扶持了美国农业经济的发展，为后
续食品营养援助项目的发展奠定了基础。

随后是 20 世纪 60 年代至 70 年代中期的营养弱势人群的
重点援助阶段。20 世纪 60 年代，虽然通过学生午餐计划，
年轻人的营养问题得到了改善，但低收入人群营养不良的问
题逐步凸显，给社会造成了沉重负担，因此，食品营养援助
政策的目标也由解决年轻人营养不达标转向克服贫困和保障
低收入群体的营养水平。考虑到被废止的食品券计划在经济
萧条期对低收入家庭的扶持和对社会经济的恢复所起到的积
极作用，1964 年，美国正式颁布《食品券法》，使食品券项
目从临时项目正式成为永久性项目，并明确该法案的宗旨在
于改善低收入家庭的营养水平。随着时代的发展，可以参加
食品券计划的标准也不断调整，《食品券法》的颁布对提高
和维持低收入人群的营养健康水平起到了不可忽视的积极
作用。

在《食品券法》有效推行、低收入人群营养水平不断改
进的过程中，美国政府同样没有忽视提高年轻人营养水平的
重要意义，并进一步认识到营养健康对儿童各方面能力发展

的重要性。为此，在国家学生午餐计划实施经验的基础上，美国政府于 1966 年颁布了《儿童营养法》。《儿童营养法》要求政府为各州参加此项目的学校提供免费或优惠的营养早餐，其营养标准与午餐计划相同。在实行学校午餐计划和学校早餐计划的基础上，为了填补学生在放假期间的营养空白，美国于 1968 年推出夏季食品服务计划，由地方政府、公立或私立非营利学校、私人机构等多方面联合作为赞助商，旨在填补每年 6 月、7 月和 8 月的假期营养缺口，并确保儿童能得到他们需要的营养餐。为了满足无法参加学校午餐计划和学校早餐计划的儿童营养需求，1970 年专项牛奶计划被纳入《儿童营养法》的管理中，要求学校为参加专项牛奶计划的孩子免费发放符合营养要求的低脂或脱脂液态奶，同时还通过现金补助的形式鼓励牛奶消费，有力地保障了儿童的营养健康。

除了上述针对学生、低收入家庭和婴幼儿的专项营养政策以外，美国于 1967 年进行的全国营养调查显示，许多低收入家庭的幼儿出现贫血和发育不良等症状，如果得不到足够的营养且不知道正确的膳食方法，身体和精神状况将会不佳。为此，政府将妇女和婴幼儿的营养健康也纳入重点援助范围，并于 1972 年开始对妇女、婴幼儿和儿童特殊营养援助（WIC）项目进行试点，1975 年立法使其成为永久性项目。WIC 项目在明确划分了受益人群的基础上，通过提供营养食物补助、进行营养宣传教育和提供医疗保健与社会服务的方式对妇女、婴幼儿和儿童的营养状况给予充分重视，鼓励母乳喂养，在婴幼儿成长的关键时期保障了营养需求，为他们的健康发育奠定了良好的基础，也提高了其身体素质，保障了国家的人口质量。

　　之后是 20 世纪 70 年代末至 90 年代的综合性营养监测系统的建立和国民营养健康习惯的培养阶段。随着上述国家午餐计划、《食品券法》、妇女、婴幼儿和儿童特殊营养援助等营养援助项目的实施，20 世纪 70 年代末，美国不同国民群体的营养水平都得到了显著提升，在此基础上，准确监测国民的营养水平并用以预测其发展趋势和制定进一步的营养计划成为后续实施营养政策、保障居民营养健康的重要任务。20 世纪 70 年代中期以后，为数不多的地区性的营养状况调查已经在美国展开，到了 80 年代初期，美国已建立营养监测系统以监测部分重点人群的营养状况，其中包括低收入人群、老年人、孕妇等。到 1990 年通过了《全国营养监测和相关调查法案》，正式建立综合性营养监测系统，并于 1998 年将之前每 4～6 年的不定期全国营养调查改为每年进行 1 次，通过收集及时且连续的数据，了解当时国民营养与健康状况及其变化趋势，用以进行营养决策。营养监测计划从 1990 年实施至今，可以直观地反映当下国民的膳食结构、营养状况、健康水平、食物消费行为及对营养知识的认知等信息，更能针对食物与营养援助计划的运行效果起到反馈作用，有效地保障了国民的营养均衡与食物安全。

随着收入水平不断提高，居民在营养膳食方面由于营养过剩而导致的高血压、高血脂、糖尿病等病症频发。为此，美国从 20 世纪 80 年代开始，营养政策目标转向培养国民健康习惯，提升健康水平。美国卫生与公众服务部以及农业部组织营养学和医学专家，在综合评价现有情况基础上，科学制定了《美国居民膳食指南》，并从 1980 年起每 5 年更新发布，其宗旨是通过健康饮食模式和规律体育运动来改善居民健康并降低慢性病的发病风险，起到提醒和指导居民饮食习惯的作用。

最后一个也是现在所处的阶段，是 21 世纪初至今的食物与营养政策的灵活调整阶段。20 世纪末，美国的食物与营养体系已基本构建完成，包括针对年轻人与儿童的以国家午餐计划和《儿童营养法》为核心的营养援助计划体系、以低收入者为营养目标的《食品券法》、改善妇女及婴幼儿营养水平的 WIC 项目、对所有营养政策实施成果进行监测和反馈的营养监测系统，以及美国政府根据不同时期出现的特殊营养问题而采取的短期措施等。进入 21 世纪，营养政策主要是根据时代的发展进行灵活调整。例如，2006 年，为了增加在校学生新鲜水果和蔬菜的摄入量，美国重新修订了《学生午餐法》并将新鲜蔬菜和水果计划纳入其中，主要为在校学生提供新鲜的蔬菜和水果，培养更健康的饮食习惯，抵抗高蛋白、高脂肪膳食带来的危害。2008 年农业法案将食品券计划更名为补充营养援助计划，并针对之后 10 年的食品券发展增加了超过 100 亿美元的预算，用于进一步加强营养宣传教育，扩大食品券的影响范围。为解决农业生产过剩以及农产品价格低迷等问题，2014 年美国农业法案规定，2014—2018 财政年度联邦政府的财政支出中的 75% 用于资助营养计划，但支出规模将会每年削减约 9 亿美元。21 世纪以后的食物与营养政策在促进国民食物与营养健康方面继续发挥作用的同时，在辅助其他农业问题的解决方面也发挥了重要作用。

美国的学生营养餐政策方面，慈善机构以营养餐守护学生健康成长。美国南北战争结束后，工业经济迅速发展，19 世纪 20 年代到 80 年代，美国迎来移民潮，几十年间移民人数增加了 37 倍，城市的贫困人口增加，社会动荡加剧。

慈善机构建立了学生营养餐雏形，有慈善机构发现，由于学校无法为在校学生提供足够的食物，学生逃课的情况也变得严重起来。于是，慈善机构与学校合作，为学生提供营养餐，有牛奶和鸡蛋、果酱三明治等，逃学情况逐渐减少了，学生的课堂表现也更好。

随后，美国的学生营养餐制度首见雏形。由于在第二次世界大战中，士兵们的体力适应不了战争生活，美国政府在 1946 年决定，为全国幼儿园和中小学学生提供营养午餐。

通过国家补助的形式，学生营养餐迅速发展。美国公立中小学为学生提供营养午餐属于非营利性项目，不允许学校从中获利，由农业部对学生营养餐进行补贴和给予相关优惠政策，补贴的费用20％由联邦政府负担，80％由地方政府负担。

学生购买学生餐则分为3个方式：高收入家庭学生自掏腰包，低收入家庭学生有减价折扣，贫穷家庭学生则可以免费享用。但从原则上来说，学校的营养午餐都是统一的，即不论是富人家的孩子还是穷人家的孩子，在学校都吃一样的午餐。

学生营养午餐项目的实施，大大地增进了学生的身心健康，也相应地促进了美国食品工业的发展——美国80％以上的农产品都是经过加工后上市。

美国营养餐的运作与实施方面，学生餐的加工供应和管理主要由农业部负责，各州城镇都设有学生食品服务部，或称为配餐中心，专门负责学生餐的制作和分派。

配餐中心一般由大型配制车间、食品原料库和大型储存低温库组成，每份营养餐都包括热食、冷食和水果，每次供餐前都会对食品进行再次加温。美国的学生营养午餐品种繁多，每日食谱有5～6种选择，并且每周不重复。

美国十分重视学生营养午餐的理论研究，学生餐发展至今，与最初"填饱肚子"相比，现在更加注重营养均衡健康，这通常会在大学的农学系中进行研究。

目前，美国学生营养餐的各种营养成分，如脂肪、蛋白质、碳水化合物和各种维生素的比例已经实现标准化和制度化，供应机制也已经全部化和法律化。

2.2　发展现状特点

作为美国食物与营养政策风向标的《美国居民膳食指南》每 5 年发布 1 次。北京时间 2020 年 12 月 29 日晚 11 点，美国农业部（USDA）和卫生与公众服务部（HHS）发布了《美国居民膳食指南（2020—2025 年）》，提供关于"吃什么和喝什么能满足营养需求、促进健康并减少慢性疾病的风险"的建议。新指南覆盖了生命全周期的各类人群，对健康人群和有疾病风险的人群提出 4 条健康准则，包括鼓励居民合理选择食物和饮料、一生保持健康饮食等。

首先是健康膳食模式应贯穿于生命全过程。在生命的任何阶段都应尽快养成健康饮食习惯，无论是婴儿期、幼儿期、儿童期、青春期、成年期、妊娠期、哺乳期或老年期，任何时候开始都不会太早或太迟。婴儿出生后的 6 个月内应坚持纯母乳喂养。母乳喂养时间越长越好，建议母乳喂养至少坚持至婴儿 1 周岁。无法进行母乳喂养的 1 岁以内婴儿，应喂养铁强化婴儿配方奶粉。在出生后不久开始为婴儿补充维生素 D。在婴儿 6 月龄时引入高营养密度的辅食。给婴儿添加可能引起过敏的食物时应与其他辅食一起食用。鼓励在所有食物组中选用多样化的食品来喂养婴幼儿。辅食应富含铁和锌，这对母乳喂养的婴儿更为重要。从 1 周岁到老年期的生命阶段均应坚持健康膳食模式，从而满足身体营养需求，保持健康体重以及减少慢性病风险。

其次是定制并享用符合个人偏好、文化传统和预算的食物和饮料。无论年龄、种族、民族或现有健康状况如何，人们都能从遵循健康膳食模式中获益。膳食指南提供了一个可以根据个人需求和偏好，以及美国多元文化饮食方式进行定制的框架。

再次是关注满足食物组需要且高营养密度的食物和饮料，同时限定能量摄入。膳食指南的基本前提是人体的营养需求应主要通过食物和饮料来满足，尤以高营养密度的食物和饮料为主。高营养密度的食品提供维生素、矿物质和其他促进健康的营养成分，并且不含或只含有少量的添加糖、饱和脂肪和钠。健康的膳食模式应根据推荐摄入量和能量限定值来选择所有食物组中高营养密度的食物和饮料。健康膳食模式由 6 类关键要素构成，要素一是各类蔬菜，包括深绿色、红色和橙色，菜豆类、豌豆和小扁豆，淀粉类蔬菜及其他蔬菜；要素二是水果，尤其是全果，即完整水果；要素三是谷物，并且至少一半是全谷物；要素四是乳制品，包括脱脂或低脂牛奶、酸奶、奶酪，和/或以无乳糖牛奶及强化大豆饮料和酸奶作为替代品；要素五是优质蛋白质食物，包括瘦畜肉、禽肉、蛋类和海产品，坚果、种子以及大豆及其制品；要素六是油，包括植物油，来自海产品、坚果等其他食物中的油脂等。

最后是限制高添加糖、高饱和脂肪、高钠食物和饮料，以及酒精饮料的消费。生命的每一阶段，即便通过摄入所有食物组中高营养密度的食品达到推荐摄入量，个体每日能量需要量和钠摄入量的冗余空间已所剩无几。健康膳食模式并没有给添加糖、饱和脂肪和钠，以及酒精饮料的额外消费提供更多的空间。少量的添加糖、饱和脂肪或钠可加入高营养密度的食物和饮料中来满足食物组推荐摄入量，但应严格限制这些成分含量高的食物和饮料。具体要求为：2 岁及以上人群添加糖摄入量不应超过每日能量需要量的 10 %；2 岁以下人群应避免摄入含有添加糖的食物和饮料；2 岁及以上人群饱和脂肪摄入量不应超过每日能量需要量的 10 %，钠的每天摄入量不高于 2 300 mg，14 岁以下的少年儿童应更低；关于酒精饮料，达到 21 周岁法定饮酒年龄的成年人可以选择不喝酒或适量饮酒，饮酒时，男性每日饮酒量应限制在 2 杯以内，女性为 1 杯以内，少喝酒比多喝酒更有益健康，孕妇等成年人应禁酒。

为了更便于理解美国食物与营养发展现状特点，2 个术语非常重要，它们频繁出现在美国现行的最新版膳食指南中，对于理解和实施膳食指南，从而进一步理解美国食物与营养发展现状特点来说是必不可少的。2个术语定义如下：一个是膳食模式，指个体在一段时间内摄入的所有食物和饮料的总和，也常称为"饮食模式"。这可以是对饮食习惯的一种描述或者是对一个推荐食物组合的描述。另一个是高营养密度，高营养密度的食物和饮料可提供维生素、矿物质和其他对人体健康有益的营养成分，很少或几乎不含添加糖、饱和脂肪和钠，包括所有的蔬菜、水果、全谷物、海产品、蛋类、菜豆类、豌豆、小扁豆、无盐的坚果、种子、脱脂或低脂乳制品、瘦畜肉和禽肉，当很少或几乎没有添加糖、饱和脂肪和钠时，均可以被称为高营养密度食品。

对大多数个体而言，无论其年龄或健康状况如何，养成健康膳食模式意味着在食物和饮料选择上做出积极的改变。其中的有些改变只需要进行简单的食物替换便可轻松完成，而另一些改变则需要付出更大努力和更多坚持。最新版美国膳食指南提出了"用高营养密度的食物和饮料代替不太健康的食物和饮料"的总体原则，还讨论了每一生命阶段个体的特殊营养需求，如婴幼儿、儿童、青少年、成人、孕妇、哺乳期妇女、老年人等。

健康美式膳食模式由美国居民日常食用的各种类型和比例的具有高营养密度和适量特点的食物组成。健康素食膳食模式和健康地中海膳食模式是健康膳食模式的变化示例。这是健康美式和健康素食膳食模式历史上首次为 12～23 月龄不再进行母乳或婴儿配方奶粉喂养的幼儿提出膳食建议。设计这些膳食模式是为了满足营养需求，能量摄入不超出限定值，以及限制添加糖，饱和脂肪或钠等过度消费的膳食成分的摄入量。

美国政府自 20 世纪 30 年代开始国内食物与营养援助的实践，并陆续发展了针对低收入者、妇女、婴幼儿、学龄儿童、老年人及其他特殊群体的各类食物与营养援助计划。至今已形成丰富的食物与营养援助政策体系。美国联邦政府国内援助服务目录以及相关联邦法律法规和文件中，涉及食品与营养援助服务的项目多达 70 个，而在项目描述中提到食物与营养援助并且将食物与营养援助作为主要目标之一的独立项目就接近半数。美国国内现行的食物与营养援助项目主要包括美国农业部（USDA）主管的食物与营养局实施的补充营养援助项目、全国学校午餐项目、学校早餐项目、特别牛奶项目、儿童和成人看护人食物项目、新鲜水果和蔬菜项目、暑期食物服务项目、新鲜水果和蔬菜计划、妇女和婴幼儿营养专项补充项目、妇女和婴幼儿农贸市场营养项目、老年人农贸市场营养项目、食用商品补充项目、印第安保留区食物分配项目、波多黎各营养援助计划、应急食物援助项目、团队营养倡议拨款计划；USDA 主管的国家粮食和农业研究院实施的社区食物计划竞争拨款项目、合作拓展服务计划和食物与营养教育补充计划；USDA 主管的经济研究服务所实施的食物援助与营养研究项目；USDA 主管的农场服务局实施的奶制品价格扶持项目；USDA 主管的农村发展所实施的社区设施贷款和拨款计划；USDA 的其他食物与营养发展政策还包括全国非营利人道主义倡议、营养宣教和培训计划、应急食品项目基础设施拨款计划、消除饥饿社区拨款计划。美国健康和人类服务部主管的老龄化管理局执行的主要政策包括老年人食物与营养项目、住家和集中食物与营养服务计划、美国印第安土著和阿拉斯加土著及夏威夷土著组织营养和支持服务拨款、住家营养服务、美洲原住民营养服务、集中营养服务计划。美国健康和人类服务部主管的儿童和家庭管理局实施的主要政策包括社会服务总额拨款计划。美国健康和人类服务部主管的疾病预防和控制中心实施的主要政策是健康社区项目。美国健康和人类服务部主管的医疗保险和医疗补助服务中心实施的主要政策是医学营养干预计划。美国国防部主管的费城国防补给中心实施的主要政策是国防部新鲜水果和蔬菜项目。美国国防部的其他主要食物与营养相关政策还包括家庭生活补充津贴计划。美国国土安全部主管的联邦应急管理局实施的主要食物与营养政策是应急食品及庇护国家局项目。

2021 财年，美国联邦政府在主要国内食物与营养援助项目上的花费分布在农业部（USDA）、健康和人类服务部（HHS）、国防部（DoD）和国土安全部（DHS）以及这些部门的下属机构。农业部食物与营养局（FNS）是美国食物与营养援助政策的主管机构，负责资助和管理联邦政府大多数最主要的食物与营养援助项目，其中规模最大的 5 个项目，即补充营养援助项目（SNAP）、全国学校午餐项目（NSLP）、妇女和婴幼儿营养专项补充项目（WIC）、儿童和成人看护人食物项目（CACFP）以及学校早餐项目（SBP），占联邦食物与营养援助项目总支出的约 95 %。其中美国农业部食物与营养局资助和管理的国内食物援助项目主要包括14 项，即补充营养援助项目，其援助对象主要是低收入个人和家庭，补助形式是有消费范围限制的补助金；全国学校午餐计划、学校早餐计划和特别牛奶计划，这三者的援助对象主要都是学龄儿童，补助形式都是免费或折价购买；暑假食品服务计划，其援助对象主要是学龄儿童和残疾人，补助形式是免费或折价购买；儿童和成人看护人中心食品计划，其援助对象主要是儿童、老年人和无家可归者，补助形式是免费或折价购买；妇女和婴幼儿营养专项补充项目，其援助对象主要是妇女和婴幼儿，补助形式是可用于够买特定食品的票证；农贸市场营养计划，其援助对象主要是妇女和婴幼儿营养专项补充项目的受援对象，补助形式是赠送可在农贸市场兑换新鲜水果蔬菜的购物券；老年人农贸市场营养计划，其援助对象主要是低收入老年人，补助形式同样是赠送可在农贸市场兑换新鲜水果蔬菜的购物券；食用商品补充计划，其援助对象主要是妇女、婴幼儿和老年人，补助形式是实物补助；印第安保留区食物分配计划，其援助对象主要是印第安土著居民，补助形式是实物补助；紧急食物援助计划，其援助对象主要是包括老年人在内的低收入者，补助形式同样是实物补助；营养服务激励计划，其援助对象主要是接受项目奖励资金的老年人，补助形式是实物和现金补助；以及营养宣教培训计划。

通过健康保险的经济激励可以促进更健康的行为。饮食是糖尿病和心血管疾病（CVD）的主要风险因素，通过医疗保险和医疗补助激励饮食对健康和经济的影响知之甚少。在这一背景下，根据美国 2019 年的一项最新研究，营养干预改善措施对人力资本具有成本效益，通过医疗保险和医疗补助提供更健康的食品经济激励措施，可以产生巨大的健康收益，并且极具成本效益。该研究通过构建经过验证的微观模拟（仿真）模型（心血管疾病预测）估计了在医疗保险和医疗补助范围内，与没有新干预措施的基本情况相比，成人的 2 种政策方案所预防的心血管疾病和糖尿病病例、质量调整生命年（QALYs）、健康相关成本（正规医疗、非正规医疗和生产力损失成本）和增量成本效益比（ICERs）。对水果和蔬菜提供 30 ％的补贴（"F&V

激励"）；对更广泛的健康食品，包括水果、蔬菜、全谷物、坚果、种子、海鲜和植物油提供 30 %的补贴（"健康食品激励"）。输入的数据包括来自 2009—2014 年国家健康与营养调查（NHANES）的全国人口和饮食数据，来自 Meta 分析的政策效应和饮食疾病效应，以及来自既定来源的政策和健康相关成本。总体而言，有 8 200 万成年人（35～80 岁）享受医疗保险和（或）医疗补助。平均（SD）年龄为 68.1（11.4）岁，56.2 %为女性，25.5 %为非白人。模拟了目前医疗保险和医疗补助参与者一生的健康和成本影响（平均模拟年限＝18.3 年）。据估计，F&V 激励措施可以预防 193 万例心血管疾病事件，增加 464 万质量调整生命年，节省 397 亿美元的正规医疗费用。对于健康食品激励措施，相应的收益是预防了 328 万例心血管疾病和 12 万例糖尿病，分别增加了 840 万质量调整生命年，节约了 1 000.2 亿美元的正规医疗费用。从医疗保健的角度来看，2 种方案在 5 年及以后都是具有成本效益的，终身增量成本效益比为 18 184 美元/质量调整生命年（F&V 激励）和 13 194 美元/质量调整生命年（健康食品激励）。从社会角度来看，包括非正规医疗成本和生产力损失，各自的增量成本效益比为 14 576 美元/质量调整生命年和 9 497 美元/质量调整生命年。结果是稳健的概率敏感性分析和一系列的单向敏感性和亚组分析，包括不同的干预持

续时间（5 年、10 年、20 年和终身）、食品补贴水平
（20 %、50 %）、保险组（医疗保险，医疗补助和双重资
格）、受益人的特点和在每个保险组［年龄、种族/民族、
教育、收入和补充营养助理计划（SNAP）状态］。像这样
的模拟研究提供了利益和不确定性的定量估计，但不能直
接证明健康和经济影响。

　　该研究模型的输入，来源和关键假设包括政策成本和健
康相关成本等一系列成本，健康食品激励计划的政策成本包
括项目实施的管理成本和食品刺激的补贴成本。管理成本测
算数包括人员、培训、使用电子转移支付系统以及监测和评
价成本，这些成本是根据补充营养援助计划与医疗保险和医
疗补助服务中心的报告得出的。为了测算管理成本，该研究
考虑了补充营养援助计划和医疗补助计划的来源，因为它们
与拟议的干预设计和感兴趣的人群有相似之处。假定补贴成
本总额的 20 %为第 1 年的管理成本，这是根据 2004 年在所
有州实施电子转移支付系统时的补充营养援助计划管理成本
测算的。在第 1 年后，没有关于补充营养援助计划中电子转
移支付系统增量管理成本的数据。健康激励计划试验在补充
营养援助计划中建立了新的食品补贴系统，发现大多数实施
成本是一次性成本，例如系统设计、开发和测试，零售商招
募和联系，培训以及一般行政管理成本。在健康激励计划报
告中，进一步测算了在全国范围内实施该计划的总体管理成

本：在所有零售商参与的情况下，第 1 年的管理成本估算值
将占实施第 1 年的总补贴成本的 6.2 ％。由于一次性启动成
本，管理成本在实施的第 1 年较高，随后几年较低。尽管第
1 年后管理成本可能会大幅下降，但该研究保守地将第 2 年
及以后的管理成本按 5 ％进行估计。该研究没有在敏感性分
析中正式包括替代成本估算，因为实施成本相对较小，而研
究中的医疗保健成本和补贴成本对研究的结果影响更大。根
据医疗保险和医疗补助服务中心数据，医疗补助的总体管理
成本约占总支出的 5 ％，因此假定管理成本在随后几年较低
（占总补贴成本的 5 ％）。根据美国农业部经济研究服务季度
家庭食品价格数据库的数据，测算了每个食品类别的食品刺
激成本。

食品刺激计划的成本采用以下公式计算：

补贴成本 = 健康食品的干预后摄入量×单位食品成本×补
贴率；

干预后摄入量 = 摄入量的变化（基线摄入量×价格弹
性）+基线摄入量，其中，价格弹性是根据补贴水平测算的。

值得注意的是，补贴成本不会按补贴比例增加。根据干
预的性质，由补贴水平提高引起的干预后健康食品的摄入量
变化（即价格弹性），导致补贴成本非线性增加。

与健康相关的成本包括正式医疗保健、非正式医疗保
健和生产力成本。所有急性和慢性疾病及心血管疾病正式

医疗费用都包括在内，医疗程序、筛查、治疗和他汀类药物相关的副作用；对于糖尿病，费用包括机构护理、门诊护理、门诊药物和用品。非正式医疗保健成本包括来自劳动统计局的病人往返交通和等待时间的成本。生产力成本的计算采用特定年龄的年平均收益。当前人口调查中就包括生产力成本，即按年龄组划分的全职工人的劳动力参与率，以及每年按年龄段划分的平均年收入 2 个指标来衡量计算生产力成本（表1）。

表1　估计的生产力成本

	成本/美元[a]
生产力成本	
全职工人的劳动力参与率	
30 岁≤年龄≤44 岁	0. 845
45 岁≤年龄≤59 岁	0. 826
60 岁≤年龄≤64 岁	0. 566
65 岁≤年龄≤69 岁	0. 321
70 岁≤年龄≤74 岁	0. 195
75 岁≤年龄	0. 076
平均年收入	
35 岁≤年龄≤44 岁	53 325
45 岁≤年龄≤54 岁	54 761
55 岁≤年龄≤64 岁	55 363

续表

	成本/美元[a]
65 岁≤年龄≤74 岁	42 893
75 岁≤年龄	38 723

注：a. 使用美国劳工统计局的消费者物价指数，所有成本均以 2017 年美元不变价格表示。

从社会视角来看，进一步包括了非正式医疗保健成本和生产力成本，果蔬激励计划的终身净成本是 688 亿美元，健康食物激励计划的此项数据为 805 亿美元（表 2）。

表 2　来自社会视角的医疗保险和医疗补助中 30 %果蔬激励计划和健康食物激励计划的终身健康效益、成本和成本效益

	总体	医疗保险	医疗补助	双重资格
代表的美国（35～80 周岁）成年人数/百万	82.0	58.2	35.2	11.4
人均模拟年数	18.3	16.1	29.3	21.1
情形 1：果蔬激励（30 %）				
病例避免数/百万				
心血管疾病病例数	1.95	1.29	1.17	0.37
心血管疾病死亡数	0.35	0.25	0.15	0.04
糖尿病病例数	-0.006	-0.003	-0.01	-0.003
质量调整生命年增加/百万	4.72	3.19	2.45	0.64

典型国家食物与营养发展分析

	总体	医疗保险	医疗补助	双重资格
政策成本改变/10亿美元				
管理成本	7.21	4.97	3.55	1.04
食物补贴成本	117.1	79.8	61.0	17.3
健康相关成本改变/10亿美元				
正式健康保健成本	−40.9	−27.7	−23.8	−7.5
非正式健康保健成本	−0.04	−0.02	−0.03	−0.004
生产力成本	−14.7	−8.9	−12.3	−2.7
净成本/10亿美元	68.8	48.1	28.4	8.1
终身增量成本效益比/(美元/质量调整生命年)	14 576	15 113	11 589	12 668
情形 2：健康食物激励(30%)				
病例避免数/百万				
心血管疾病病例数	3.31	2.17	2.09	0.62
心血管疾病死亡数	0.63	0.44	0.31	0.07
糖尿病病例数	0.12	0.08	0.07	0.01
质量调整生命年增加/百万	8.48	5.68	4.75	1.16
政策成本改变/10亿美元				
管理成本	12.20	8.30	6.40	1.80
食物补贴成本	199.0	133.3	110.3	29.5
健康相关成本改变/10亿美元				
正式健康保健成本	−102.4	−67.6	−64.1	−19.2
非正式健康保健成本	−0.06	−0.03	−0.06	−0.01

续表

	总体	医疗保险	医疗补助	双重资格
生产力成本	−28.3	−16.8	−24.4	−5.3
净成本/10 亿美元	80.5	57.2	28.1	6.8
终身增量成本效益比/ (美元/质量调整生命年)	9 497	10 078	5 916	5 842

  该研究根据医疗保险、医疗补助以及双重参与的每个保险组中的受益人特征来分类,分成若干个亚组进行研究,包括年龄、种族、受教育程度、收入和营养补充援助计划的参与状况,调查结果总体上很可靠(图 1)。从医疗保健的角度来看,所有亚组的终身增量成本效益比均远低于 50 000 美元/质量调整生命年。对于健康食品的激励措施,医疗保险组的增量成本效益比从大学毕业生的 9 303 美元/质量调整生命年到高中以下学历人群的 14 116 美元/质量调整生命年不等。在医疗补助组中,增量成本效益比从白人的 7 176 美元/质量调整生命年到大学毕业生的 23 802 美元/质量调整生命年不等。在符合双重条件的人士中,增量成本效益比从不符合营养补充援助计划资格的个人的 3 582 美元/质量调整生命年到符合营养补充援助计划资格的未参与者的 16 365 美元/质量调整生命年。从社会的角度来看,相应的增量成本效益比略低,果蔬激励措施的比值略高(表 3)。在医疗保险中,2 个激励计划的终身增量成本效益比在小于 65 岁和大于等于 65 岁的人群中也具有很高的成本效益。

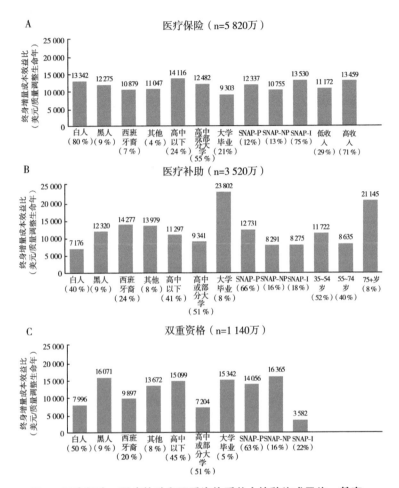

图1 医疗保险、医疗补助和双重资格受益人按种族或民族、教育、

营养补充援助计划、收入和年龄划分的 30 %健康食品

激励计划的终身成本效益

表 3　30% 果蔬和健康食品激励计划的终生估算健康收益（成本和成本效益，按种族或民族、教育、营养补充援助计划、收入和年龄划分）a

	避免病例数				医疗保健的角度b		社会的角度b	
	避免的心血管疾病	避免心血管疾病死亡	避免糖尿病病例c	获得的质量调整生命年	净成本d 十亿美元	增量成本效益比e（美元/质量调整生命年）	净成本f 十亿美元	增量成本效益比e（美元/质量调整生命年）
情形 1：果蔬激励（30%）								
医疗保险								
非西班牙裔白人	988 356	190 358	-2 151	2 519 640	45.77	18 166	38.57	15 308
非西班牙裔黑人	132 306	19 081	-89	281 229	4.52	16 067	3.64	12 927
西班牙裔	112 629	16 607	-590	242 306	4.01	16 550	3.27	13 508
其他人种	72 555	12 709	-71	183 236	2.97	16 234	2.42	13 196
高中以下学历	299 754	41 730	-982	600 008	9.38	15 625	7.73	12 876
高中或某些学院学历	725 719	128 295	-3 048	1 786 726	30.83	17 255	25.50	14 271

续表

	避免病例数				医疗保健的角度[b]		社会的角度[b]	
	避免的心血管疾病	避免心血管疾病死亡	避免糖尿病病例[c]	获得的质量调整生命年	净成本[d]/十亿美元	增量成本效益比[c]（美元/质量调整生命年）	净成本[f]/十亿美元	增量成本效益比[c]（美元/质量调整生命年）
大学以上学历	275 180	59 545	−1 203	804 142	12.03	14 954	9.91	12 318
营养补充援助计划参与者	182 418	21 222	−1 053	335 884	5.57	16 573	4.35	12 936
符合营养补充援助计划标准的非参与者	177 069	25 448	−223	386 304	5.29	13 690	4.21	10 895
不符合营养补充援助计划标准的个人	939 253	186 136	−1 006	2 468 953	46.41	18 799	39.75	16 102
低收入人群[g]	384 034	62 180	−2 268	856 618	12.84	14 991	10.15	11 847
高收入人群[g]	908 472	182 125	−2 773	2 363 485	44.49	18 821	38.05	16 098
医疗补助								
非西班牙裔白人	410 130	48 003	−3 622	840 707	12.73	15 146	8.25	9 819
非西班牙裔黑人	388 204	46 705	−3 109	788 638	12.44	15 777	8.35	10 585

续表

	避免病例数				医疗保健的角度b		社会的角度b	
	避免的心血管疾病	避免心血管疾病死亡	避免糖尿病病例c	获得的质量调整生命年	净成本d/十亿美元	增量成本效益比e/美元质量调整生命年	净成本f/十亿美元	增量成本效益比g/美元质量调整生命年
西班牙裔	284 333	44 891	−1 869	628 246	12.07	19 205	9.24	14 707
其他人种	95 676	11 719	−883	211 653	3.35	15 851	2.28	10 783
高中以下学历	441 785	58 890	−4 581	994 253	15.38	15 469	10.65	10 709
高中或某些学院学历	664 898	72 367	−3 904	1 266 214	20.50	16 194	13.78	10 881
大学以上学历	66 177	13 077	−147	167 678	4.57	27 271	3.91	23 321
营养补充援助计划参与者	783 605	93 884	−4 119	1 542 546	26.07	16 901	18.15	11 767
符合营养补充援助计划标准的非参与者	196 194	27 450	−1 182	422 311	6.47	15 312	4.43	10 485
不符合营养补充援助计划标准的个人	194 986	28 872	−2 115	470 377	7.93	16 850	5.64	11 981
年龄（35~54 周岁）	745 314	103 559	−3 879	1 615 813	27.05	16 743	17.72	10 967

续表

	避免病例数			获得的质量调整生命年	医疗保健的角度[b]		社会的角度[b]	
	避免的心血管疾病	避免心血管疾病死亡	避免糖尿病病例[c]		净成本[d] 十亿美元	增量成本效益比[b] (美元/质量调整生命年)	净成本[d] 十亿美元	增量成本效益比[c] (美元/质量调整生命年)
年龄（55~74周岁）	376 553	44 556	-839	729 891	11.59	15 873	9.20	12 610
年龄（75周岁以上）	51 428	6 651	-56	84 487	1.65	19 532	1.45	17 180
双重资格								
非西班牙裔白人	159 910	17 775	-2 020	337 141	5.13	15 222	3.42	10 152
非西班牙裔黑人	100 627	9 764	-581	148 368	2.27	15 308	1.70	11 454
西班牙裔	81 262	8 092	-110	121 874	2.19	17 990	1.84	15 108
其他人种	30 663	2 508	-43	42 372	0.92	21 713	0.79	18 756
高中以下学历	137 984	17 635	-1 075	260 441	4.10	15 739	3.28	12 589
高中或某些学院学历	223 658	18 953	-1 782	357 112	5.78	16 185	3.91	10 939
大学以上学历	10 438	2 559	-78	35 536	0.66	18 699	0.57	16 022
营养补充援助计划参与者	216 374	20 672	364	330 125	5.54	16 792	4.36	13 214

续表

	避免病例数				医疗保健的角度[b]		社会的角度[b]	
	避免的心血管疾病	避免心血管疾病死亡	避免糖尿病病例[c]	获得的质量调整生命年	净成本[d]/十亿美元	增量成本效益比[e]/（美元/质量调整生命年）	净成本[f]/十亿美元	增量成本效益比[e]/（美元/质量调整生命年）
符合营养补充援助计划标准的非参与者	55 554	6 427	-117	93 971	1.35	14 347	1.04	11 075
不符合营养补充援助计划标准的个人	102 204	12 716	-1 268	223 610	3.47	15 504	2.27	10 152
情形 2：健康食品激励（30 %）								
医疗保险								
非西班牙裔白人	1 661 365	348 312	66 866	4 494 381	59.97	13 342	46.53	10 352
非西班牙裔黑人	224 135	34 029	4 885	487 805	5.99	12 275	4.41	9 040
西班牙裔	181 174	28 611	5 217	414 491	4.51	10 879	3.17	7 650
其他人种	121 286	21 493	3 376	309 833	3.42	11 047	2.46	7 924
高中以下学历	467 793	73 075	7 854	1 028 824	14.52	14 116	11.47	11 147
高中或某些学院学历	1 212 141	225 181	43 663	3 092 068	38.60	12 482	28.87	9 336

续表

	避免病例数			获得的质量调整生命年	医疗保健的角度b		社会的角度b	
	避免的心血管疾病	避免心血管疾病死亡	避免糖尿病病例c		净成本d/十亿美元	增量成本效益比e/(美元/质量调整生命年)	净成本f/十亿美元	增量成本效益比e/(美元/质量调整生命年)
大学以上学历	500 725	119 238	23 897	1 518 331	14.12	9 303	9.99	6 582
营养补充援助计划参与者	286 633	37 303	7 396	575 364	7.10	12 337	4.93	8 563
符合营养补助标准的非参与者	301 533	48 388	8 934	701 042	7.54	10 755	5.44	7 764
不符合营养补助计划标准的个人	1 588 695	340 644	64 087	4 380 013	59.26	13 530	46.62	10 643
低收入人群g	635 443	106 859	17 368	1 518 398	16.96	11 172	12.03	7 925
高收入人群g	1 543 261	331 385	63 827	4 226 127	56.89	13 459	44.71	10 578
医疗补助								
非西班牙裔白人	787 522	112 418	24 150	1 820 477	13.06	7 176	3.13	1 722
非西班牙裔黑人	660 876	95 776	30 329	1 452 320	17.89	12 320	10.61	7 305

续表

	避免病例数				医疗保健的角度[b]		社会的角度[b]	
	避免的心血管疾病	避免心血管疾病死亡	避免糖尿病病例[c]	获得的质量调整生命年	净成本[d]/十亿美元	增量成本效益比[e]/美元/质量调整生命年	净成本[f]/十亿美元	增量成本效益比[e]/（美元/质量调整生命年）
西班牙裔	469 651	76 193	12 106	1 086 818	15.52	14 277	10.24	9 425
其他人种	175 414	25 481	2 450	415 181	5.80	13 979	3.67	8 838
高中以下学历	744 336	110 112	13 728	1 782 160	20.13	11 297	11.06	6 207
高中或某些学院学历	1 224 191	165 429	36 328	2 632 647	24.59	9 341	10.50	3 990
大学以上学历	119 055	26 810	18 924	311 876	7.42	23 802	6.19	19 854
营养补充援助计划参与者	1 373 461	192 003	46 523	2 915 449	37.12	12 731	22.21	7 617
符合营养补充援助计划标准的非参与者	357 241	57 986	15 473	865 456	7.18	8 291	2.86	3 300
不符合营养补充援助计划标准的个人	361 931	57 550	9 872	939 703	7.78	8 275	2.89	3 075
年龄（35~54周岁）	1 356 943	216 645	58 562	3 205 814	37.58	11 722	18.62	5 808
年龄（55~74周岁）	645 794	84 987	12 602	1 407 919	12.16	8 635	7.22	5 129

续表

	避免病例数			医疗保健的角度[b]			社会的角度[b]	
	避免的心血管疾病	避免心血管疾病死亡	避免糖尿病病例[c]	获得的质量调整生命年	净成本[d]/十亿美元	增量成本效益比[e]/(美元/质量调整生命年)	净成本[f]/十亿美元	增量成本效益比[e]/(美元/质量调整生命年)
年龄（75周岁以上）	80 465	10 804	638	134 545	2.85	21 145	2.52	18 710
双重资格								
非西班牙裔白人	278 624	37 450	6 118	674 361	5.39	7 996	1.78	2 644
非西班牙裔黑人	149 906	14 822	1 119	222 727	3.58	16 071	2.71	12 154
西班牙裔	144 497	12 813	3 600	196 364	1.94	9 897	1.34	6 826
其他人种	50 979	4 941	308	75 124	1.03	13 672	0.79	10 553
高中以下学历	220 161	26 144	1 806	392 449	5.93	15 099	4.67	11 892
高中或某些学院学历	388 423	40 909	9 139	722 722	5.21	7 204	1.30	1 795
大学以上学历	14 985	3 948	55	52 096	0.80	15 342	0.66	12 644
营养补充援助计划参与者	-331 832	-34 772	-4 329	545 164	7.66	14 056	5.68	10 420
符合营养补充援助计划标准的非参与者	-89 290	-10 624	-1 245	151 895	2.49	16 365	2.00	13 146

续表

	避免病例数				医疗保健的角度[b]		社会的角度[b]	
	避免的心血管疾病	避免心血管疾病死亡	避免糖尿病病例[c]	获得的质量调整生命年	净成本[d]/十亿美元	增量成本效益比[e]/（美元/质量调整生命年）	净成本[f]/十亿美元	增量成本效益比[g]/（美元/质量调整生命年）
不符合营养补助援助计划标准的个人	-202 189	-26 238	-7 216	460 149	1.65	3 582	-1.04	N/A

注：a. 每个子组的人口分布均来自 2009—2014 年全国健康和营养调查中接受医疗补助的成人和正式的医疗保健中的调查加权百分比。

b. 从医疗保健和社会角度评估了净成本和增量成本效益比（ICER）。医疗保健角度包括政策成本和正式的医疗保健成本。社会角度包括政策成本，正式/非正式医疗成本和间接成本。

c. 由于没有发现水果和蔬菜对 2 型糖尿病的病因学影响的可能证据或令人信服的证据，因此果蔬激励措施导致的病例数略多，原因是预防性心血管疾病的总体生存期增加。

d. 从医疗保健角度来看净成本=政策成本-正式的医疗保健的节省，每年折现率 3 %。

e. 根据美国心脏病学会和美国心脏协会，低于 50 000 美元/质量调整生命年和 50 000～150 000 美元/质量调整生命年的成本被认为是具有很高的成本效益。

f. 从社会角度来看的净成本=政策成本-与健康相关的节省（包括正式/非正式医疗成本和间接成本），每年折现率 3 %。

g. 由政府食品援助计划的收入资格门槛定义（贫困收入率为 1.3）。

2.3 发展趋势展望

从生命的最早期（即婴儿期和幼儿期）开始培养健康膳食模式可以帮助人们获得和保持良好的健康状态，并降低患慢性病的风险。任何人，无论其年龄大小，都可以从选用的所有食物组中高营养密度形式的食物和饮料来满足推荐摄入量和能量限定值的要求中受益匪浅。底线是：为了终身健康，遵循《美国居民膳食指南》，让每一口都有价值。

美国食物与营养主要有十大发展趋势，即个性化、均衡、生活理念成为美国食物与营养新标准，从维生素到超级食物，特定成分魅力无穷等。在十大发展趋势中，个性化成为最核心的关键词。不论是满足细分群体的食物与营养理念和功能诉求，还是在食材来源、风味和工艺上体现差异化与最新趋势，因人而异、以人为本都是产品创新的原点与归宿。

虽然这些趋势立足于美国，他国的社会风尚、食物与营养偏好与中国大相径庭，但某些食物与营养潮流在中国方兴未艾，如何将消费偏好转化为行业创新方向，这一点我们需要正视自身的欠缺，也需要向美国等西方主要代表国家学习取经。

　　可见，食物与营养援助政策是政府保障低收入者饮食营养的重要措施，对构建社会安全网具有重要作用。中国目前还没有系统的食物与营养援助政策，应加以借鉴并择机纳入政策制定规划。

第3章 日本食物与营养发展政策与分析

3.1 发展历史回顾

日本作为第二次世界大战后迅速兴起的国家，在坚持推进食物与营养政策的基础上，加大对食物与营养的教育力度，普及营养知识，促进国民食物消费模式和膳食结构的合理化。从近年来世界各国的营养水平来看，日本居民营养健康状况要明显好于其他亚洲国家，是世界公认的营养健康水平较高和平均寿命较长的国家之一。日本从19世纪80年代开展的食物与营养改善工作经过多年的发展取得了巨大的成就。针对当时出现的食物与营养问题，日本及时制定了相应的政策，并根据时代发展不断进行调整，极大程度地改善了国民营养水平。纵观日本食物与营养政策的演变，大体可以分为3个发展阶段。

首先是19世纪80年代至20世纪80年代的营养改善工作的初步开展阶段。早在1889年，日本为了解决来自低收入家庭的在校学生营养需求严重不足的问题，开始在一些贫困地区实施学校营养午餐计划，学校营养餐支出由地方政府支付 50 %、中央政府补贴 6 %，家长支付 44 %。第二次世界大战期间因社会动荡和经济衰退，该计划一度被中止。第二次世界大战结束后，营养午餐计划重新开始实施，并不断扩大受益规模。为了保障营养午餐制度的持续实施，日本于 1954 年颁布了《学生配餐法》，该法的颁布为营养午餐制度实施制定了一套完整的管理办法，对政府和学校之间的职责配合、供餐标准、食物安全管理和应对措施等都做了详细的说明。

除了重点关注青少年的营养问题外，日本政府对全民的营养教育也格外重视。为了从根源上解决问题，政府将重点放在了对营养师的培养上，将营养师定位为指导国民进行营养补充和改善的专家，承担了对国民的营养宣传教育任务，通过生活中的言传身教，实现对全社会营养知识和思想的普及，进而提高居民整体的营养水平。为此，日本国会于 1947 年 12 月 29 日颁布了《营养师法》，规定了成为营养师必须掌握的知识和技能等。为了辅助《营养师法》的推行，日本的营养立法同时规定，学校、医院、单位的职工食堂及餐馆、饭店等场所都必须配备营养师，为全国民众及时提供营养指导。如今在日本，每 300 人就拥有 1 名营养师，营养师的数量相当于临床医师的 2.4 倍，专门培养营养人才的学校有 200 多所。为了进一步改善国民的营养状况，提高居民健康水平和膳食均衡，日本于 1952 年又颁布了《营养改善法》，对营养调查、营养指导、特殊商品标识等方面做出了详细规定，形成了对改善居民营养状况工作的基础性的法律保护。到 20 世纪 70 年代末，日本居民的营养健康水平得到了很大的改善，膳食结构已达到均衡水平，并逐渐进入饱食、过食阶段。

随后是 20 世纪 80 年代至 20 世纪末的制定饮食标准，指导营养摄入阶段。20 世纪 80 年代末期，日本居民的营养水平在《营养改善法》的保障下得到很大提高，与此同时，日本经济发展迅猛，并开始进入老龄化社会，居民的饮食西化趋势显著，常见疾病构成情况也发生了巨大变化，因此，营养改善不再是营养健康工作所关注的重点，引导国民对健康饮食的认知、制定饮食标准、指导营养摄入已成为现阶段营养健康工作的当务之急。为了使高蛋白、高脂肪的饮食结构带来的疾病发生率得到抑制，减少治疗负担，预防是最根本的解决办法。为此，日本注重对饮食标准的明确和营养摄入的指导，通过对各种营养相关标准量的制定，起到了对国民日常膳食习惯的培养和警示作用。1985 年，厚生劳动省发布了《健康膳食生活指南》，针对日本人的生活环境、饮食习惯和普遍体质，提出了适用于全体国民的 5 项饮食原则。1989 年《第四次修改日本人的营养需要量》明确了膳食纤维和胆固醇在营养素中的必要地位，并分门别类地统计出不

同人群能量和营养素的膳食摄入标准。随后在 1992 年和
1993 年颁布的《日本食品食物纤维成分表》和《日本食品
维生素 D 成分表》也对相关营养成分进行了系统地汇总。上
述计划和文件的颁布，对于日本居民规范营养观念和培养正
确的饮食习惯起到了积极的促进作用。

最后是现在所处的阶段即 21 世纪初至今倡导健康生活
习惯的养成阶段。随着第二次世界大战后日本经济迅猛发
展，居民营养水平飞速改善，日本的营养目标由改善营养水
平完全过渡到倡导健康生活的阶段，在颁布上述营养标准规
范的基础上，日本为了更有效地规范强化居民的健康习惯和
饮食观念，又于 2000 年公布了"健康日本 21 计划"，该计
划呼吁开展健康活动，力图达到改变不良生活习惯、增进健
康、提高生活质量的目的，此计划的实施使 21 世纪居民的
生活水平和营养状况都上了一个新台阶。自实施"健康日本
21 计划"以来，居民饮食西化、高蛋白疾病频发的状况有
了极大改善，加上《营养改善法》已无法适应时代的需求，
日本于 2002 年废除《营养改善法》，同时颁布《健康增进
法》，旨在为推动国民健康提供法律支持和依据。《健康增进
法》突出了增进健康的战略地位和重点行动领域，并规定为
综合促进国民健康，厚生劳动省要提出促进国民健康的基本
方向和目标，各都道府县制订相应的健康促进计划，重在引
导人们在日常生活中养成饮食、运动、作息等的良好习惯，

培养居民对于健康生活的主动意识。在法律的保障下，日本的国民健康运动得到了有效地实施，居民的饮食习惯逐渐由西方化扭转过来，步入营养均衡的轨道。2012 年 7 月日本厚生劳动省发布了"健康日本 21"第 2 阶段的战略规划，明确了第 2 阶段规划时间为 2013—2022 年，并制定了相应的战略目标与核心内容。

关于日本的学生营养餐政策，主要体现在旨在提高一代人的身体素质而设立的"给食"制度。

日本的学生营养餐从明治 22 年就已经开始，在那个物资匮乏的战后年代，很多家境贫寒的孩子经常吃不上饭。

"给食"制度在这一环境背景下诞生。据说，在 1889 年山形县鹤岗町（现在的鹤岗市）私立忠爱小学，建立该校的僧人为了让孩子不用饿着肚子上课，为他们提供免费午餐：饭团、烤鱼和咸菜。为此，忠爱小学还立起了"首次开始供餐学校"的纪念碑。

这样的供餐形式被称为"给食"，当时的营养餐虽然简单，但确实提高了当时日本战后一代人的身体素质。

"给食"制度在这一阶段开始发展。1923 年，日本政府开始正式向营养不足的学生提供营养午餐。

但随着第二次世界大战的爆发，日本的"给食"制度一度由于食物短缺而中断，那时候小学 6 年级学生的体格如同现在的 4 年级学生一样。

1946 年，文部省发布通告强调"从增强学生的体质和进行营养教育的角度出发，在学校里广泛地提供适当的营养餐，是我们所期待的事情"。在接受了美国等国家的捐助之后，日本营养午餐才开始恢复。

随着日本经济的发展，一些学校不仅为贫困和虚弱的学生提供营养午餐，还开始为全体学生供应。家长只需要象征性地缴纳一点费用，价格为市场价格的 1/3～1/2，特困生的营养午餐依然免费供应。

"给食"标准细腻且严格。日本的学生营养午餐供应有一套完整的制度：原材料不能在同一地方采购，需要从多家公司进货，如果发生食物中毒可以减小受害面；取消营养午餐中如沙拉类的生冷食物，食物必须煮熟、煮透，食材要在 75 ℃烹煮 1 min 以上；从开始制作到学生食用，时间不超过 2 h；每天的午餐留样，在-20 ℃观察 2 周。

另外，营养午餐的食谱由专职营养师制定，兼顾学生营养平衡和地方饮食习惯，1 个月内食谱不重复。

由于政府决定通过营养午餐强调饮食教育，所以各地政府都会在营养餐中添加当地特产。比如，福岛的学生可以在营养午餐吃到腌鳕鱼籽；歌山县的营养午餐还会向学生提供鲸鱼肉。这样不仅让学生可以认识和品尝本地食材，同时也确保吃到的都是最新鲜、最优质的食材。

营养餐的配餐场所每月都要接受各种卫生检查，工作人员也要定期进行业务培训，每个人都要懂得营养午餐卫生管理的要求，并且在操作时严格遵守。

日本食物与营养安全战略和政策的历史演变，可分为 3 个时期。

第 1 个时期是第二次世界大战后至 20 世纪 50 年代初期的促进粮食生产阶段。第二次世界大战后，日本经济萧条，农业基础设施损坏严重，粮食极度短缺。因此，政府高度重视粮食安全问题，并将提高农业劳动生产率、增加粮食供给作为粮食政策的主要目标。该阶段城市粮食严重供不应求，政府不得不实施"强制征购粮食"的政策，以低于市场均价的价格对稻米进行收购，再由政府以低价出售给消费者。粮食供不应求激化了佃农和地主的矛盾，日本政府于 1945 年颁布《紧急开垦实施要领》，逐步促进农业发展民主化，迈出了农地改革的第一步。1946 年日本政府出台了《农地调整法修正法案》，规定地主将手中多于最高占有面积的土地卖给政府，再由政府出售给佃农，基本保证了"耕者有其田"。日本农地制度从地主租佃制变为自耕农制，摆脱了阻碍资本主义发展的封建土地所有制的束缚，转变为资本主义的小农经济。此次农地改革产生了许多自耕地和自耕农，极大地刺激了农户的农业生产积极性，减少了对进口粮食的依赖。

同时，为了扩大耕地面积、促进粮食的生产，日本政府高度重视农业基础设施建设，对排灌设施建设、荒地开垦、农业科研与推广等投入了大量资金。第二次世界大战后至20世纪50年代初期，日本政府通过推广"耕者有其田"的农地改革和加强基础设施建设，提高了农业劳动生产率，促进了粮食生产，为之后的农业发展打下了坚实的基础。

第2个时期是1955—1970年的基本口粮自给，进口小麦和饲料粮的发展阶段。20世纪50年代中期以来，随着城镇化的推进以及人民生活水平的不断提高，日本居民消费结构转型，肉、蛋、奶、水果及蔬菜的人均消费不断增加，这意味着对小麦和饲料粮的需求也日益扩大。然而，由于日本耕地多为水田，水稻种植具有比较优势，并且稻米兼具"国米"和"政治米"的双重身份，日本的粮食生产主要集中于稻米，小麦和饲料粮种植较为有限。同时，在该阶段，世界粮食供给充裕，随着全球化进程的推进，农产品贸易更加自由化，并且美国为日本确保了充足的海外粮食供应。因此，综合国际和国内的粮食供给形势，日本政府自1955年起实施粮食进口战略，对粮食进口按照"先玉米、大豆，后小麦、稻米"的顺序有序放开。扩大小麦和饲料粮的进口，保证基本口粮稻米、水果、蔬菜及畜产品的自给。

1961年日本政府进一步出台了《农业基本法》，鼓励农户开展多种经营，推进稻米与果蔬业、畜牧业的共同发展，促进稻米、水果、蔬菜及畜产品的自给。日本《农业基本法》标志着工业反哺农业的开始，制定了生产投入支持制度和以保障稻米价格为主的价格支持政策，进一步加强了农业保护。

生产投入支持可分为直接补贴政策和间接补贴政策。直接补贴政策主要有耕地改良补贴政策、农业基础设施建设补贴政策等。间接补贴政策主要是针对农户购置生产资料、开垦荒地等所需贷款的利息补贴。

价格支持政策包括保护价收购、成本与收益补偿制度等。稻米收购价格根据农民生产成本及其应当得到的劳动报酬之和来确定，农民的劳动报酬标准则按照城市工人的平均工资决定。同时，政府严格控制稻米销售价格的涨幅，以减轻消费者负担，因此，政府稻米购价逐步高于销价，形成了价格上的购销倒挂。在完善的生产投入支持制度和稻米价格支持政策下，1960—1970 年，日本稻米的自给率较高，从102 % 上升到 106 %。在粮食进口战略的作用下，小麦和玉米等农产品进口量大幅增加，谷物自给率从 82 % 下降到46 %，降幅近 40 %。

第 3 个时期是 1970 年至今的农业结构调整阶段。虽然《农业基本法》在实践中取得了显著成效，但随着人民生活水平的提高，该政策也慢慢显露出一定的局限性。在粮食供给方面，日本稻米在《农业基本法》的保护下连年增产，产量于 1967 年达到历史峰值，超过了 1 800 万 t。与稻米相反，小麦、玉米等由于进口的放开，产量急剧减少，日本农业内部不平衡发展加剧。然而，在粮食消费方面，受西方营养学的影响，日本居民的消费习惯和饮食结构逐步"西化"，面包消费大量增加，对小麦的需求也随之迅速扩张。同时，随着消费结构升级，动物性食品消费需求进一步上涨，带动玉米等饲料粮消费的增加，而稻米的人均消费呈下降趋势。国内粮食生产结构与消费结构不匹配，稻米出现严重过剩的情况，积压了大量库存，给政府带来了极大的财政负担，同时小麦等其他粮食自给率不断降低。

为解决上述问题，日本政府于 1970 年推行了"综合农业政策"的基本方针，对农业生产结构进行调整，鼓励按市场需求进行多样化种植。主要包括：调节和控制水稻生产，通过发放稻农补助的措施鼓励稻田改种和休耕，缩减稻米生产面积；鼓励多样化种植，扩大小麦、玉米及大豆等市场适销农产品的生产规模，增加果树园艺种植，完善农业结构；在稻米生产中，缩减普通稻的生产面积，扩大优质稻种植。随着"综合农业政策"的实施，日本农业生产布局随市场需求变化渐趋合理，生产结构得到了进一步优化。

关于日本的粮食生产支持政策调整，主要从 1995 年开始发展至今。日本的粮食补贴政策以价格支持为主，在日本 1995 年加入 WTO 后，该政策已不符合乌拉圭回合谈判中《农业协定》的要求。因此，日本从 1995 年开始逐步削减了以价格支持为主的黄箱政策，转而实行农业基础设施建设、动植物检疫、农业技术研究与推广等绿箱政策。1998 年日本政府首次推行直接收入补贴政策，制定了"稻米经营稳定计划"，用农民和政府按比例共同出资建立的稻米经营稳定基金，在农民完全完成政府规定的生产调整任务的前提下，对因稻米价格下降而导致的农民收入损失进行补偿。该政策具有保险的功能，使得日本稻米一直维持着较高价格，保证了稻米种植户的收益。

1999 年日本颁布了《粮食·农业·农村基本法》，将粮食补贴政策从价格支持转为直接收入补贴和农业基础设施建设、公共服务等，补贴形式从粮食生产补贴转变为促进农户增收的收入补贴。同年，日本政府实施了农业经营对象培养制度，不再对所有农民进行统一支持，将支持重点放在骨干农民上，通过收入支持来调动骨干农民的生产积极性。

日本山区耕地面积较大，占全国耕地面积的 40 % 左右。在自然条件的限制下，山区及半山区的农业发展远落后于平原地区，农民种植积极性较低，抛荒现象严重。为了提高这类地区农户的收入，日本政府于 2000 年颁布了《针对山区、半山区等的直接支付制度》，在这类地区引入粮食直接收入补贴，力求将山区及半山区的生产水平提高到邻近的平原地区。2005 年日本政府又推行了水利环境保护支付、收入差额支付、生产支付 3 种直接支付措施，其中水利环境保护支付对因进行绿色农业生产而引起收入下降的农民发放补贴，鼓励农户转变生产方式，促进经济环境协调发展。2007 年日本政府又针对精明能干的农户实行了跨品种经营稳定政策，对目标农户发放跨品种的收入补贴，以此来刺激骨干农民的种植积极性，将促进粮食生产的重任放在他们身上。诸如此类的直接收入补贴政策还有许多，在高额补贴的作用下，农户积极性受到极大调动，荒地被逐渐开发，农业基础设施建设日益完善，保障了日本粮食的有效供给。

1995 年至今日本还是严格限制大米进口的阶段。如前文所述，稻米在日本食物体系中扮演着最重要的角色，是名副其实的"国米"和"政治米"。因此，日本政府在乌拉圭回合谈判中竭力维护稻米贸易，承诺履行"最低进口义务"，每年至少进口一定数量的稻米，并且最低进口量在实施期内逐年提高，以此推迟稻米关税化。1999 年迫于 WTO 及外国政府的压力，日本放开稻米市场，将以前的数量进口限制转化为对稻米实行关税配额管理。稻米配额为 68.2 万 t，配额内关税为零，配额外关税为每千克 341 日元（根据 1999 年日元兑人民币平均汇率转换，相当于每千克 24.8 元人民币）。如此高的关税水平使得进口无利可图，削减了稻米进口商的积极性。

此外，政府对进口稻米的用途进行限制，严格控制进口稻米用于主食。进口稻米主要用作食品加工、补充库存及必要时期的国际援助等。除了采取关税配额制度、限制用途等措施调控进口外，日本政府还采取了其他更加隐蔽的方式来阻止稻米进口量的增加，如动植物检验检疫、消费者偏好等。

因此，进口稻米并没有直接进入日本稻米流通市场，对日本国产稻米的价格和生产不构成影响，日本稻米市场仍按照原来的模式继续运行。

20 世纪 70 年代至今还是日本海外农业开发的时期。为拓宽食物进口来源、稳定进口渠道，日本一直致力海外农业开发，不断探寻可靠的、多元化的海外食物供应，将海外农业开发视为保障食物有效供应的重要战略。早在 1899 年，日本政府就已经将农场工人派送到秘鲁等地务工。1908 年以后，日本官方又陆续到巴西、巴拉圭等地组织农业活动。

20 世纪 70 年代中期，日本开始重视海外农业投资，积极探索投资新途径，将海外农业开发视为解决国内食物与营养安全问题的基本国策，日本海外农业投资进入高峰期。2009 年日本政府召开海外农业投资促进会议，指出为保障食物安全，日本应当增加海外粮仓投资以及海上运输通道的基础设施建设，加大与被援助国家的合作。2011 年日本农林水产省及相关机构商定形成了官民一体的海外农业开发模式，明确企业是海外农业投资的主角，政府主要起辅助作用，以鼓励国内企业加快农业"走出去"步伐。

在官民一体模式下，日本政府一方面通过对拉丁美洲等地进行农业援助，为企业营造良好的农业投资环境；另一方面对"走出去"的农业企业制定了优惠贷款、税收减免等资金支持政策。在营造农业投资方面，为了保证海外农业投资的长期性，日本通过政府开发援助的方式与拉丁美洲、非洲以及亚洲的一些发展中国家建立了良好的合作伙伴关系，并且援助规模日益扩大，使对方国家农业产业得到一定的发展，与当地政府及民众建立了友好关系，为自身创造了更加有利的海外农业投资环境及多元化的进口来源。在政策支持方面，日本进出口银行和国际协力银行为国内企业的海外农业投资提供长期、固定的低息贷款；针对对外投资企业实施了税收优惠政策制度，以确保企业的利润所得；制定了海外投资保险制度，为企业提供各类保险，以防范自然灾害等因素带来的影响，保证企业海外农业开发顺利实施。

此外，日本政府还出台了海外农业开发指南，设立农业海外开发专门机构为对外投资企业提供各类服务信息。在政府的支持下，日本农业企业通过与当地人联合经营、收购农业设施及企业、订单生产、购买或租赁土地及农场的方式获取了海外丰富的农业资源。目前，日本的海外农场遍及亚洲、欧洲、南美洲和北美洲的多个国家，建立了全球粮食供应网络，为国内食物安全提供了有效保障。

3.2　发展现状特点

日本现行的主要食物与营养政策即日本食物营养指南。该指南由日本文部科学省、日本厚生劳动省以及日本农林生产省制定，目的是促进更好的饮食模式。

日本食物营养指南陀螺，或称日本营养膳食宝塔，作为一种食物和营养宣传教育工具，帮助人们实践健康饮食。日本食物营养指南的修订与日本人饮食参考摄入量的修订相吻合。日本营养膳食宝塔，其陀螺状的设计类似于著名的日本传统玩具。它是一个旋转的倒锥体，从上往下为各层食物组，描述了熟食形式/菜肴的食物。食物组的顺序是由推荐的每日食用量决定的。最上层是以谷物为主的主食，包括米饭、面包、面条和意大利面；其次是以蔬菜为主的菜肴，包括沙拉、煮熟的蔬菜和汤，以及鱼、蛋和肉类菜肴；底部是牛奶和水果。一个人在回旋的陀螺上面跑步，代表了定期进行体育锻炼以享受健康的重要性。该指南还建议多喝水或茶，并适度消费高度加工的零食、糖果和含糖饮料。

该食物营养指南附有一张图，显示了每种食物类别的每日建议食用量，并列出了符合建议的食物和菜肴的实例。

日本现行的食物与营养政策主要传递了以下 10 项信息。即享受膳食；通过保持正常的进餐时间来建立健康的节奏；饮食要均衡，有主食，也有主菜和副菜；吃足够的谷物，如大米和其他谷类；在饮食中结合蔬菜、水果、奶制品、豆类和鱼类；避免过多的盐和脂肪；保持健康的体重，用体育活动来平衡摄入的热量；利用饮食文化和当地本土土著食物的优势，同时融入新的和不同的菜肴；通过适当的烹饪和储存方法，减少剩菜和浪费；跟踪每日食物摄入量，以监测饮食。

3.3　发展趋势展望

根据大量调查研究，本章总结了未来将影响日本食物与营养发展走向的六大食物、营养和消费趋势，涵盖了从超级食物到运动营养等各个方面。

第一大趋势就是日本人口出生率降低，并且老龄化问题严重，这也意味着婴儿食物及相关产品的销售前景并不乐观，而面向老年人群的包装食物市场将呈现出持续增长的势头。第二大趋势是消费者对超级食物的需求越来越大，具有提高免疫力和美容养颜功效的火麻籽在年轻消费者中很受欢迎，而苔麸具有高蛋白、高纤维和丰富的铁元素，对于那些需要控制血糖和体重管理的消费者来说很有吸引力。此外，它们也都是无麸质食品。第三大趋势是机能性表示食物仍很活跃，日本是功能性食物的先锋，但若一款产品要被列为特定保健用食物是非常耗时又耗力的，这也是为什么机能性表示食物在日本大受欢迎的主要原因之一。机能型表示食物制度对于市场发展战略和行业发展潜力均有深远的影响，尤其为来自国际的厂商和中小企业提供了新的商机。第四大趋势是经济增长放缓并未影响日本高端食物的发展，在经济萧条的市场环境中，日本许多食物与营养生产商逐渐将发展方向延伸到了一些市场和高端产品领域，希望获得最大利润。高端化趋势也主要面向老年人群，不仅因为这个消费群体正在不断扩大，而且通常来说，他们比年轻群体更富裕。第五大趋势是健康饮品市场充满活力，对于一些想要进军这一领域的公司，Allied 市场研究公司表示，有机和功能性的乳品市场还拥有巨大的发展空间。据预测，未来 10 年，日本的有机乳品市场规模将增长 14.51 %，对于该领域的投资或扩张都将拥有非常多的发展机会，而企业充满活力的竞争格局表明未来几年这一领域必将蓬勃发展。第六大趋势是运动营养市场有望再创高新，Allied 市场研究公司表示，这也将是未来发展速度最快的领域之一，预计未来 10 年，年复合增长率将达到 14.5 %，越早进入并占据市场的品牌成功的概率越大。

可以看出，日本十分重视对居民营养观念的教育和规范。对此中国可加以借鉴，以更加积极的营养教育为基础，并加大财政补贴对食物与营养援助的支持力度，才是符合中国国情和可持续发展理念的选择。

第4章　总结及政策建议

本书对国外典型国家，特别是发达国家的代表美国和日本的食物与营养发展政策进行梳理，在对其发展历史进行回顾、发展现状特点进行归纳整理的基础上对其发展趋势进行展望，提出如下政策建议。

从食物与营养援助政策方面，它是政府保障低收入者饮食营养的重要措施，对构建社会安全网具有重要作用。中国目前还没有系统的食物与营养援助政策，始于20世纪90年代的国民营养改善计划、学生营养餐计划等也没有取得明显成效。美国和日本的食物与营养援助、食育项目体系随时代发展演变的过程、食品券项目及学校供餐计划的历史发展与运营管理对中国开展食物与营养援助、完善低收入者饮食与营养保障、推进国民营养改善计划和完善低收入者保障制度具有重要借鉴意义。

第一，食物与营养援助政策的延续与发展需要完善的法律体系提供制度保障。食物与营养援助项目作为政府的一项重要福利支出，不可避免会遭遇财政压力，特别在经济不景气时，如果缺乏稳定的法制保障，很可能被削减。食物与营养援助的受益者通常是底层低收入者，往往在政策制定过程中缺乏话语权，因此，缺乏法制保障的食物与营养援助政策也可能因政府领导人偏好或关注重点的变化而被忽视。中国没有食物与营养援助的立法，在低收入者保障方面主要依靠政府法规，制度运作缺乏持续性。只有政策得以稳定并延续才可能不断完善并发挥效应。

第二，食物与营养援助政策需要明确定位目标群体。从美国食物与营养援助项目的横向比较来看，食品券项目参与人数最多、补助水平最高、影响最大，但关于应通过降低补助水平还是减少受益人数来控制项目支出的争议也非常多，政策实践一般都倾向于提高受益资格门槛、减少受益人数；而学校供餐计划、妇女和婴幼儿营养专项补充计划等目标群体更加明确的项目则在门槛把控上更加有效，使有限的财政资源能够惠及最需要帮助的群体。中国低收入者保障制度应区分不同类型的困难群体，从而保证补助金物尽其用，真正实现有针对性的改善效果。

第三，食物与营养援助政策工具箱应该不断丰富和完善。美国食物与营养援助项目体系的发展实际上就是围绕不同主导理念而不断完善和丰富政策工具箱的过程，同一项政策工具也可以根据现实问题需要而不断调整和完善工具设计和设置。针对不同目标群体的特征、援助服务实施

的特殊需求，而采用不同的食物与营养援助政策工具，有
助于提供顾客导向的服务，才能使各类群体需求都得到满
足。中国目前以食物与营养援助为主要目标的政策寥寥无
几，政策工具箱也非常单一。近年来围绕学生营养发展的
少数项目是一个良好开端，今后应围绕改善国民营养这一
目标充实和完善国内食物与营养援助政策体系和政策工
具箱。

　　第四，府际行政责任和财政责任合理划分是食物与营
养援助项目持续运作并推广的关键。美国食物与营养援助项目
是联邦资助和管理、各州负责具体实施的全国性项目。采取
主要财政责任归联邦、主要行政责任归各州的划分，既保证
了项目资金来源的稳定性以及全国福利的公平性，又调动了
各州积极性，激发地方机构为本地居民持续提供食品与营养
援助服务。

　　府际责任划分和部分职责划分不清是影响中国公共政策
执行效率和效果的普遍原因。中国低收入者保障制度和学生
营养改善计划的资金虽然主要来自国家，但地方政府也提供
一定比例的配套资金并负责项目实施和管理，这项支出给很
多地方政府造成了不小的财政压力。为保证全国福利的公平
性并调动地方积极性，国家应承担更多的财政责任，从而使
地方政府能够有更大的动力落实项目行政责任。

　　第五，食品与营养援助服务应将营养教育与培训作为重

要组成部分。低收入者面临营养风险，不仅因为物质和经济上的贫乏，更重要的原因往往是缺乏营养知识。儿童早期养成良好的饮食与营养习惯，也将使其终身受益。美国自20世纪80年代起，先从改善膳食营养做起，又在政策中加入营养教育和培训内容，不断倡导绿色生活的理念，鼓励食用新鲜水果和蔬菜，大大提高了食品与营养援助政策的实际效果。中国学生营养改善计划还处于起步阶段，目前重点还停留在改善饮食营养水平，但只有将营养教育融入营养工作，真正使全民接受饮食营养的理念，才能使食品与营养援助政策获得持续性的效果。

而从各国总体开展食物与营养工作的启示及政策建议方面来看，提出4项总体政策建议。

（一）把食物与营养政策作为基本公共政策之一

理由有如下3点：第一，食物与营养政策重点体现为特殊人群、特定社会阶层问题。但实际上从国外的经验看，营养涉及全体国民。涉及产业政策、产业竞争力、国际贸易标准、国际贸易壁垒、产品国际竞争力、国家公共福利水平、政府公共卫生负担、人民生活水平和社会经济发展阶段等各个方面的问题。因此，单一的、部门的调控措施都不能完全包容它。第二，从国外政府开展营养工作的经验看，营养工作需要多部门参与、最高行政机关建立协调机制，例如美国的食品安全顾问委员会，有营养顾问作为总统政策顾问，这些部门的职责就是协调各部委间的行动。日本的食品安全委员会在 2003 年建立，在营养立法方面，日本自第二次世界大战以后出台了十几部相关法律，体系非常完善。作为发展中国家的泰国，把食品与营养规划列入了第四个经济社会发展规划。第三，中国政府没有把营养政策上升到基本公共政策层面，各部门齐抓共管，既有越位，更存在缺位。有限的资源没有整合利用，实际上在缓解营养不良、母婴保健、食品强化等许多方面取得了很好的成绩，但是缺乏系统的总结和评估。

　　具体政策建议：第一，全面系统评估中国营养状况发展趋势存在的主要问题，特别要分清哪些属于公共政策应该承担的责任。第二，制定食品营养规划，把其列为国家五年计划的子规划或专项规划。第三，成立食品营养协调委员会，由总理和各主要部门部长参与。

　　（二）加大政府支持力度，建立有效的营养投资制度

　　通过对美国、日本等国的食物与营养项目投入分析，加大政府支持力度，建立有效的食物与营养投资制度应该提上政府工作日程。无论是发达国家还是发展中国家，都有专门的营养投资计划和项目。美国的营养投资以联邦政府的投入最多，2003 年美国为最大的 3 个营养项目支付的联邦开支接近 400 亿美元。日本的营养投资体制与美国的不完全一样，政府在营养投资方面起引导作用，地方政府

和社会多方努力、共同参与。例如日本的《国民营养促进法》，规定日本每年进行国民营养状况调查，调查经费由中央政府和地方政府各负担一半。再比如说日本闻名的营养师制度，政府出资也是非常少的，因为它是一种受人尊重的职业资格认证；营养师的教育成本由企业和个人承担，但是它带来了巨大的效益。作为发展中国家的泰国在国家四五规划中将营养项目列入子规划，财政投资 13.2 亿美元，占项目所需经费的 85％。

关于如何建立有效的食物与营养投资机制，必须加大中央政府的投资力度，因为，中国是一个东西差距和城乡差距大的国家，在现行的财政体制中，地方政府，特别是西部和市县级政府缺乏相应的财力，所以国家应该加大对西部贫困、老少边穷地区的扶持力度，将扶贫和增强营养结合起来，把扶贫、扫盲及农村教育结合起来，将国家的投资放到最需要的地方去。东部、中部地区充分发挥地方财力的作用，推广食物与营养宣传教育、消费者保护两个抓手，把食物与营养投资列入地方政府的以人为本的业绩考核指标中。建立一套科学的信息收集、政策评估、社会效果评估联动机制。

（三）理顺各级食物与营养组织机制

从国外的经验看，居民食物与营养状况监测评估、产品的营养标准生产管理监督以及作为社会福利一部分的各级政府行政管理部门，实际上覆盖了市场体系的各个方面。第 1 个方面是科研，它应该在研发部门找到立足点。第 2 个方面是企业，它应该在企业标准中找到营养标准。第三个方面是公共管理政策，它涉及农业农村、卫生健康、教育、社会福利和环境保护等多部门。省级也有对口单位，关键问题是基层社区要不要有一支新的食物与营养队伍或组织。国外的做法都是依存现有的力量，例如社区医院，日本的营养师，以及接受政府资助的、提供营养餐的中小学校等。因此，在理顺机制的过程中，建议不要派生新的行政执行机构，要把重点落在政策协调和基层工作人员转变工作方式和方法上。

（四）加快食物与营养立法进程

营养立法当前在中国还是空白，现行的法律法规常常重视食物、轻视营养，例如《食品卫生法》第 6 条指出："食品应当无毒、无害，符合应有的营养要求，具有相应的色、香、味等感官性状"，但却没有对食物与营养的管理、监督、处罚等条款，也缺乏配套的和专门的营养管理法规。这和国际上把人的发展，特别是国民体质健康作为主要的公共政策目标，并以立法的形式使食物与营养工作组织化、制度化、有序化存在较大差距。根据 WHO 欧洲区食物与营养政策项目调查，仅 1999 年就有 29 个欧洲国家出台过食物与营养政策方面的相关文件，28 个国家在福利部与农业部之间就食物和营养政策方面有定期磋商的机制，26个国家有开展食品生产、销售、食物监督、管理规则、健康促进和营养教育活动的常设政府机构。中国目前食物安全和营养问题很多，借鉴国际经验必须通过相关立法使监管工作走向制度化，才能从源头上解决问题。

主要参考文献

安琪，朱晶，林大燕，等，2017. 日本粮食安全政策的
　　历史演变及其启示[J]. 世界农业（2）：77-81，87.

国家营养规划研究课题组，曾红颖，2005. 美国、日本
　　等国家营养工作政策演变及趋势[J]. 经济研究参考
　　（59）：24-29.

卢昱嘉，王萍萍，代瑞熙，2017. 美日食物营养的政策
　　演变[J]. 世界农业（4）：113-119.

陆娇丽，2014. 美国食品与营养援助政策研究：历史发
　　展与运营管理[D]. 上海：复旦大学.

张伋，张兵，张继国，等，2011. 美国营养法规和政策
　　综述[J]. 中国健康教育，27（12）：921-937.

U.S.Departments of Health and Human Services，U.S.Depart-
　　ment of Agriculture，［2020-12-31］. 2020—2025 Dietary
　　Guidelines for Americans［EB/OL］. https：//www. di-
　　etaryguidelines.gov.

附　表

附表1　美国居民营养相关健康状况的事实

健康状况	统计数据
超重和肥胖	·约74％的成年人超重或肥胖 ·成年人中40～59岁的肥胖率最高（43％），60岁及以上的肥胖率为41％ ·约40％的青少年儿童超重或肥胖；肥胖率在整个儿童和青少年期递增
心血管疾病（CVD）及其危险因素 ·冠心病 ·高血压 ·高低密度脂蛋白和总胆固醇 ·脑卒中（中风）	·心脏病是居民死亡首因 ·约有1 820万成年人患有冠心病（最常见的是心脏病） ·脑卒中在居民死亡原因中排名第五 ·高血压、高低密度脂蛋白，高总胆固醇是心脏病和脑卒中的主要危险因素 ·成年人中，肥胖人群的高血压和高脂血症发病率高于健康体重人群 ·约45％的成年人患有高血压[a] ·成年人中，黑人的高血压患病率（54％）高于白人（46％） ·60岁及以上人群的高血压患病率（75％）高于40～59岁人群（55％） ·青少年中近4％患有高血压[b] ·超过11％的成年人患有高脂血症（≥240 mg/dL） ·女性患高脂血症比例（12％）超过男性（10％）（≥240 mg/dL） ·7％的儿童和青少年有高脂血症（≥200 mg/dL）

续表

健康状况	统计数据
糖尿病	·接近 11 %的美国人患有 Ⅰ 型或 Ⅱ 型糖尿病 ·接近 35 %的美国成年人处于糖尿病前期，65 岁及以上人群占比最高（48 %） ·接近 90 %的成年糖尿病患者同时也是超重或肥胖人士 ·约 21 万名儿童和青少年患有糖尿病，其中 18.7 万人为 Ⅰ 型糖尿病 ·6 %~9 %的孕妇患有妊娠糖尿病
癌症[c] ·乳腺癌 ·结直肠癌	·男性结直肠癌和女性乳腺癌是最常见的癌症类型 ·2020 年约有 250 520 名女性被诊断患有乳腺癌 ·接近 5 %的男性和女性将在其生命中的某一时刻被诊断为患有结直肠癌 ·患有结直肠癌的人数超过 1 300 万 ·每种癌症的发病率和死亡率都在 65 岁及以上人群中最高
骨健康和肌肉力量	·女性比男性更容易发生骨质疏松症，发病率分别为 17 %和 5 % ·20 %的老年人肌力下降 ·非西班牙裔亚洲人、女性、80 岁以上老年人的骨量和肌力降低的风险最高

注：a. 成年人高血压定义为：收缩压（SBP）>130 mm Hg 和（或）舒张压（DBP）>90 mm Hg。b. 请使用美国儿科学会（AAP）《临床实践指南（2017 版）》诊断儿童高血压。c. 此处所列癌症类型并非与膳食和身体活动有关的所有癌症。

附表 2　健康美式膳食模式下，2 000 kcal 能量水平的食物组、食物亚组和其他膳食成分的日摄入量或周摄入量

食物组及其亚组	不同食物组的日摄入量[a]（或蔬菜和优质蛋白质食物亚组的周摄入量）
蔬菜/（杯当量/d）	2.5
	蔬菜亚组的周摄入量

续表

食物组及其亚组	不同食物组的日摄入量^a（或蔬菜和优质蛋白质食物亚组的周摄入量）
深绿色蔬菜/（杯当量/周）	1.5
红色和橙色蔬菜/（杯当量/周）	5.5
菜豆类、豌豆和小扁豆/（杯当量/周）	1.5
淀粉类蔬菜/（杯当量/周）	5
其他蔬菜/（杯当量/周）	4
水果/（杯当量/d）	2
谷物/（盎司当量/d）	6
全谷物/（盎司当量/d）	≥3
精制谷物/（盎司当量/d）	<3
乳制品/（杯当量/d）	3
优质蛋白质食物/（盎司当量/d）	5%
	优质蛋白质食物亚组的周摄入量
畜肉、禽肉、蛋类/（盎司当量/周）	26
海产品/（盎司当量/周）	8
坚果、种子类和大豆制品/（盎司当量/周）	5
油/（g/d）	27
能量限制下的其他食物/（kcal/d）^b	240
能量限制下的其他食物/（%/d）	12%

注：a. 食物组数量以杯（cup）或盎司当量（oz）（eq）表示。食用油以克（g）表示。b. 食品应当具备高营养密度的特点，并且以最少量添加糖、精炼淀粉、饱和脂肪或钠烹饪。

附表3　健康美式膳食模式下，12～23月龄且脱离
母乳或配方奶粉喂养的婴儿的食物组、
食物亚组和其他膳食成分的日摄入量或周摄入量

能量水平-模式[a]	700	800	900	1 000
食物组及其亚组[b]	各食物组的日摄入量[c]（蔬菜和优质蛋白质食物组为周摄入量）			
蔬菜/（杯当量/d）	$\frac{2}{3}$	$\frac{3}{4}$	1	1
	蔬菜亚组的周摄入量			
深绿色蔬菜/（杯当量/周）	$1\frac{1}{3}$	$\frac{1}{2}$	$\frac{1}{2}$	$\frac{1}{2}$
红色和橙色蔬菜/（杯当量/周）	1	$1\frac{3}{4}$	$2\frac{1}{2}$	$2\frac{1}{2}$
菜豆类、豌豆和小扁豆/（杯当量/周）	$\frac{3}{4}$	$\frac{1}{3}$	$\frac{1}{2}$	$\frac{1}{2}$
淀粉类蔬菜/（杯当量/周）	1	$1\frac{1}{2}$	2	2
其他蔬菜/（杯当量/周）	1	$1\frac{1}{2}$	$1\frac{1}{2}$	$1\frac{1}{2}$
水果/（杯当量/d）	$\frac{1}{2}$	$\frac{3}{4}$	1	1
谷物/（盎司当量/d）	$1\frac{3}{4}$	$2\frac{1}{4}$	$2\frac{1}{2}$	3
全谷物/（盎司当量/d）	$1\frac{3}{4}$	2	2	2
精制谷物/（盎司当量/d）	$\frac{1}{4}$	$\frac{1}{4}$	$\frac{1}{2}$	1
乳制品/（杯当量/d）	$1\frac{2}{3}$	$1\frac{3}{4}$	2	2

续表

能量水平模式[a]	700	800	900	1 000
优质蛋白质食物/（盎司当量/d）	2	2	2	2
	优质蛋白质食物亚组的周摄入量			
畜肉、禽肉/（盎司当量/周）	$8\frac{3}{4}$	7	7	$7\frac{3}{4}$
蛋类/（盎司当量/周）	2	$2\frac{3}{4}$	$2\frac{1}{2}$	$2\frac{1}{2}$
海产品/（盎司当量/周）[b]	2～3	2～3	2～3	2～3
坚果、种子类和大豆制品/（盎司当量/周）	1	1	$1\frac{1}{4}$	$1\frac{1}{4}$
油/（g/d）	9	9	8	13

注：a. 能量水平范围：能量水平参照个体平均身高体重计算而得。b. 所有摄入食物都应当是高营养密度形式，并且使用最少添加糖、精炼淀粉或钠来制备。c. 在某些情况下，当能量需要量相对较少时，将较低能量食物亚组摄入量最大化即可达成营养充足目标。

附表 4　婴儿饥饿或喂饱的信号

出生至 5 月龄	
饥饿时，孩子可能会：	吃饱时，孩子可能会：
· 把手伸到嘴里	· 嘴巴紧闭
· 把头转向乳房或奶瓶	· 把头转离乳房或奶瓶
· 噘嘴、咂嘴或舔嘴唇	· 双手放松（摊开）
· 双手紧握	
6～23 月龄	
饥饿时，孩子可能会：	吃饱时，孩子可能会：
· 伸手抓食物或指向食物	· 将食物推开
· 拿出汤勺或食物喂养时，他或她会张开嘴	· 喂养时他或她会紧闭嘴巴
· 看见食物时异常兴奋	· 把头转离乳房或奶瓶

续表

6~23月龄	
·通过手势或声音让你知道他或她仍然饿	·通过手势或声音让你知道他或她不饿

附表5 健康美式膳食模式下，2~8岁儿童的食物组、食物亚组和其他膳食成分的日摄入量或周摄入量

能量水平模式[a]	1 000	1 200	1 400	1 600	1 800	2 000
食物组及其亚组[b]	各食物组的日摄入量 （蔬菜和优质蛋白质食物组为周摄入量）					
蔬菜/（杯当量/d）	1	$1\frac{1}{2}$	$1\frac{1}{2}$	2	$2\frac{1}{2}$	$2\frac{1}{2}$
	蔬菜亚组的周摄入量					
深绿色蔬菜/（杯当量/周）	$\frac{1}{2}$	1	1	$1\frac{1}{2}$	$1\frac{1}{2}$	$1\frac{1}{2}$
红色和橙色蔬菜/（杯当量/周）	$2\frac{1}{2}$	3	3	4	$5\frac{1}{2}$	$5\frac{1}{2}$
菜豆类、豌豆和小扁豆/（杯当量/周）	$\frac{1}{2}$	$\frac{1}{2}$	1	$1\frac{1}{2}$	$1\frac{1}{2}$	$1\frac{1}{2}$
淀粉类蔬菜/（杯当量/周）	2	$3\frac{1}{2}$	$3\frac{1}{2}$	4	5	5
其他蔬菜/（杯当量/周）	$1\frac{1}{2}$	$2\frac{1}{2}$	$2\frac{1}{2}$	$3\frac{1}{2}$	4	4
水果/（杯当量/d）	1	1	$1\frac{1}{2}$	$1\frac{1}{2}$	$1\frac{1}{2}$	2
谷物/（盎司当量/d）	3	4	5	5	6	6
全谷物/（盎司当量/d）	$1\frac{1}{2}$	2	$2\frac{1}{2}$	3	3	3

续表

能量水平模式[a]	1 000	1 200	1 400	1 600	1 800	2 000
精制谷物/（盎司当量/d）	$1\frac{1}{2}$	2	$2\frac{1}{2}$	2	3	3
乳制品/（杯当量/d）	2	$2\frac{1}{2}$	$2\frac{1}{2}$	$2\frac{1}{2}$	$2\frac{1}{2}$	$2\frac{1}{2}$
优质蛋白质食物/（盎司当量/d）	2	3	4	5	5	$5\frac{1}{2}$
	优质蛋白质食物亚组的周摄入量					
畜肉、禽肉、蛋类/（盎司当量/周）	10	14	19	23	23	26
海产品/（盎司当量/周）[c]	2~3 d	4	6	8	8	8
坚果、种子类和大豆制品/（盎司当量/周）	2	2	3	4	4	5
油/（g/d）	15	17	17	22	22	24
能量限制下的其他食物/（kcal/d）[d]	130	80	90	150	190	280
能量限制下的其他食物/（%/d）	13	7	6	9	10	14

注：a. 能量水平范围：2~4 岁，女童 1 000~1 400 kcal，男童 1 000~1 600 kcal；5~8 岁，女童 1 200~1 800 kcal，男童 1 200~2 000 kcal。能量水平参照具有健康体质指数（BMI）儿童的中等身高和体重计算而得。能量需要量因多种因素而异。美国农业部官网为医疗保健专业人士提供了膳食参考摄入量计算器，可根据年龄、性别、身高、体重和身体活动水平来估算能量需要量，网址为 https：//www. nal. usda. gov/legacy/fnic/dri-calculator/。

附表 6　健康美式膳食模式下，9~13 岁少年的食物组、食物亚组和其他膳食成分的日摄入量或周摄入量

能量水平模式[a]	1 400	1 600	1 800	2 000	2 200	2 400	2 600
食物组及其亚组[b]	各食物组的日摄入量（蔬菜和优质蛋白质食物组为周摄入量）						

续表

能量水平模式[a]	1 400	1 600	1 800	2 000	2 200	2 400	2 600
蔬菜/（杯当量/d）	$1\frac{1}{2}$	2	$2\frac{1}{2}$	$2\frac{1}{2}$	3	3	$3\frac{1}{2}$
蔬菜亚组的周摄入量							
深绿色蔬菜/（杯当量/周）	1	$1\frac{1}{2}$	$1\frac{1}{2}$	$1\frac{1}{2}$	2	2	$2\frac{1}{2}$
红色和橙色蔬菜/（杯当量/周）	3	4	$5\frac{1}{2}$	$5\frac{1}{2}$	6	6	7
菜豆类、豌豆和小扁豆/（杯当量/周）	$\frac{1}{2}$	1	$1\frac{1}{2}$	$1\frac{1}{2}$	2	2	$2\frac{1}{2}$
淀粉类蔬菜/（杯当量/周）	$3\frac{1}{2}$	4	5	5	6	6	7
其他蔬菜/（杯当量/周）	$2\frac{1}{2}$	$3\frac{1}{2}$	4	4	5	5	$5\frac{1}{2}$
水果/（杯当量/d）	$1\frac{1}{2}$	$1\frac{1}{2}$	$1\frac{1}{2}$	2	2	2	2
谷物/（盎司当量/d）	5	5	6	6	7	8	9
全谷物/（盎司当量/d）	$2\frac{1}{2}$	3	3	3	$3\frac{1}{2}$	4	$4\frac{1}{2}$
精制谷物/（盎司当量/d）	$2\frac{1}{2}$	2	3	3	$3\frac{1}{2}$	4	$4\frac{1}{2}$
乳制品/（杯当量/d）	3	3	3	3	3	3	3
优质蛋白质食物/（盎司当量/d）	4	5	5	$5\frac{1}{2}$	6	$6\frac{1}{2}$	$6\frac{1}{2}$
优质蛋白质食物亚组的周摄入量							
畜肉、禽肉、蛋类/（盎司当量/周）	19	23	23	26	28	31	31
海产品/（盎司当量/周）[c]	6	8	8	8	9	10	10

续表

能量水平模式^a	1 400	1 600	1 800	2 000	2 200	2 400	2 600
坚果、种子类和大豆制品/（盎司当量/周）	3	4	4	5	5	5	5
油/（g/d）	17	22	24	27	29	31	34
能量限制下的其他食物/（kcal/d）^d	50	100	140	240	250	320	350
能量限制下的其他食物/（%/d）	4	6	8	12	11	13	13

注：a. 能量水平范围：女孩 1 400～2 200kcal，男孩 1 600～2 600kcal。能量水平参照具有健康体质指数（BMI）同龄个体的中等身高和体重计算而得。能量需要量因多种因素而异，美国农业部官网为医疗保健专业人士提供了膳食参考摄入量计算器，可根据年龄、性别、身高、体重和身体活动水平来估算能量需要量，网址 https：//www. nal. usda. gov/legacy/fnic/dri-calculator/。

附表7　健康美式膳食模式下，14～18 岁青少年的食物组、食物亚组和其他膳食成分的日摄入量或周摄入量

能量水平模式^a	1 800	2 000	2 200	2 400	2 600	2 800	3 000	3 200
食物组及其亚组^b	各食物组的日摄入量（蔬菜和优质蛋白质食物组为周摄入量）							
蔬菜（杯当量/d）	$2\frac{1}{2}$	$2\frac{1}{2}$	3	3	$3\frac{1}{2}$	$3\frac{1}{2}$	4	4
	蔬菜亚组的周摄入量							
深绿色蔬菜（杯当量/周）	$1\frac{1}{2}$	$1\frac{1}{2}$	2	2	2	4	$2\frac{1}{2}$	$2\frac{1}{2}$
红色和橙色蔬菜/（杯当量/周）	$5\frac{1}{2}$	$5\frac{1}{2}$	6	6	7	7	$7\frac{1}{2}$	$7\frac{1}{2}$
菜豆类、豌豆和小扁豆/（杯当量/周）	$1\frac{1}{2}$	$1\frac{1}{2}$	2	2	$2\frac{1}{2}$	$2\frac{1}{2}$	3	3

续表

能量水平模式[a]	1 800	2 000	2 200	2 400	2 600	2 800	3 000	3 200
淀粉类蔬菜/（杯当量/周）	5	5	6	6	7	7	8	8
其他蔬菜/（杯当量/周）	4	4	5	5	$5\frac{1}{2}$	$5\frac{1}{2}$	7	7
水果/（杯当量/d）	$1\frac{1}{2}$	2	2	2	2	$2\frac{1}{2}$	$2\frac{1}{2}$	$2\frac{1}{2}$
谷物/（盎司当量/d）	6	6	7	8	9	10	10	10
全谷物/（盎司当量/d）	3	3	$3\frac{1}{2}$	4	$4\frac{1}{2}$	5	5	5
精制谷物/（盎司当量/d）	3	3	$3\frac{1}{2}$	4	$4\frac{1}{2}$	5	5	5
乳制品/（杯当量/d）	3	3	3	3	3	3	3	3
优质蛋白质食物/（盎司当量/d）	5	$5\frac{1}{2}$	6	$6\frac{1}{2}$	$6\frac{1}{2}$	7	7	7
优质蛋白质食物亚组的周摄入量								
畜肉、禽肉、蛋类/（盎司当量/周）	23	26	28	31	31	33	33	33
海产品/（盎司当量/周）	8	8	9	10	10	10	10	10
坚果、种子类和大豆制品/（盎司当量/周）	4	5	5	5	5	6	6	6
油/（g/d）	24	27	29	31	34	36	44	51
能量限制下的其他食物/（kcal/d）c	140	240	250	320	350	370	440	580
能量限制下的其他食物/（%/d）	8	12	11	13	13	13	15	18

注：a. 能量水平范围：女孩 1 800～2 400 kcal，男孩 2 000～3 200 kcal。能量水平参照具有健康体质指数（BMI）同龄个体的中等身高和体重计算而得。能量需要量因多种因素而异。美国农业部官网为医疗保健专业人士提供了膳食参考摄入量计算器，可根据年龄、性别、身高、体重和身体活动水平来估算能量需要量，网址为 https：//www. nal. usda. gov/legacy/fnic/dri-calculator/。

附表 8　健康美式膳食模式下，19～59 岁成年人的食物组、食物亚组和其他膳食成分的日摄入量或周摄入量

能量水平范例[a]	1 600	1 800	2 000	2 200	2 400	2 600	2 800	3 000
食物组及其亚组[b]	各食物组的日摄入量 （蔬菜和优质蛋白质食物组为周摄入量）							
蔬菜/（杯当量/d）	2	$2\frac{1}{2}$	$2\frac{1}{2}$	3	3	$3\frac{1}{2}$	$3\frac{1}{2}$	4
	蔬菜亚组的周摄入量							
深绿色蔬菜/（杯当量/周）	$1\frac{1}{2}$	$1\frac{1}{2}$	$1\frac{1}{2}$	2	2	$2\frac{1}{2}$	$2\frac{1}{2}$	$2\frac{1}{2}$
红色和橙色蔬菜/（杯当量/周）	4	$5\frac{1}{2}$	$5\frac{1}{2}$	6	6	7	7	$7\frac{1}{2}$
菜豆类、豌豆和小扁豆/（杯当量/周）	1	$1\frac{1}{2}$	$1\frac{1}{2}$	2	2	$2\frac{1}{2}$	$2\frac{1}{2}$	3
淀粉类蔬菜/（杯当量/周）	4	5	5	6	6	7	7	8
其他蔬菜/（杯当量/周）	$3\frac{1}{2}$	4	4	5	5	$5\frac{1}{2}$	$5\frac{1}{2}$	7
水果/（杯当量/d）	$1\frac{1}{2}$	$1\frac{1}{2}$	2	2	2	2	$2\frac{1}{2}$	$2\frac{1}{2}$
谷物/（盎司当量/d）	5	6	6	7	8	9	10	10
全谷物/（盎司当量/d）	3	3	3	$3\frac{1}{2}$	4	$4\frac{1}{2}$	5	5
精制谷物/（盎司当量/d）	2	3	3	$3\frac{1}{2}$	4	$4\frac{1}{2}$	5	5
乳制品/（杯当量/d）	3	3	3	3	3	3	3	3
优质蛋白质食物/（盎司当量/d）	5	5	$5\frac{1}{2}$	6	$6\frac{1}{2}$	$6\frac{1}{2}$	7	7
	优质蛋白质食物亚组的周摄入量							
畜肉、禽肉、蛋类/（盎司当量/周）	23	23	26	28	31	31	33	33

续表

能量水平范例[a]	1 600	1 800	2 000	2 200	2 400	2 600	2 800	3 000
海产品/（盎司当量/周）	84	8	8	9	10	10	10	10
坚果、种子类和大豆制品/（盎司当量/周）	4	4	5	5	5	5	6	6
油/（g/d）	22	24	27	29	31	34	36	44
能量限制下的其他食物/（kcal/d）[c]	100	140	240	250	320	350	370	440
能量限制下的其他食物/（%/d）	6	8	12	11	13	13	13	15

注：a. 能量水平范围：19～30 岁，女性 1 800～2 400kcal，男性 2 400～3 000 kcal；31～59 岁，女性 1 600～2 200 kcal，男性 2 200～3 000 kcal。能量水平参照具有健康体质指数（BMI）个体的中等身高和体重计算而得。成年男性的参考标准为身高 5 英尺 10 英寸、体重 154 磅，女性为身高 5 英尺 4 英寸、体重 126 磅。能量需要量因多种因素而异。美国农业部官网为医疗保健专业人士提供了膳食参考摄入量计算器，可根据年龄、性别、身高、体重和身体活动水平来估算能量需要量，网址为 https：//www. nal. usda. gov/legacy/fnic/dri-calculator/。

附表 9　健康美式膳食模式下，孕妇和乳母的食物组、

食物亚组和其他膳食成分的日摄入量或周摄入量

能量水平模式[a]	1 800	2 000	2 200	2 400	2 600	2 800
食物组及其亚组[b]	各食物组的日摄入量（蔬菜和优质蛋白质食物组为周摄入量）					
蔬菜/（杯当量/d）	$2\frac{1}{2}$	$2\frac{1}{2}$	3	3	$3\frac{1}{2}$	$3\frac{1}{2}$
	蔬菜亚组的周摄入量					
深绿色蔬菜/（杯当量/周）	$1\frac{1}{2}$	$1\frac{1}{2}$	2	2	$2\frac{1}{2}$	$2\frac{1}{2}$

续表

能量水平模式[a]	1 800	2 000	2 200	2 400	2 600	2 800
红色和橙色蔬菜/（杯当量/周）	$5\frac{1}{2}$	$5\frac{1}{2}$	6	6	7	7
菜豆类、豌豆和小扁豆/（杯当量/周）	$1\frac{1}{2}$	$1\frac{1}{2}$	2	2	$2\frac{1}{2}$	$2\frac{1}{2}$
淀粉类蔬菜/（杯当量/周）	5	5	6	6	7	7
其他蔬菜/（杯当量/周）	4	4	5	5	$5\frac{1}{2}$	$5\frac{1}{2}$
水果/（杯当量/d）	$1\frac{1}{2}$	2	2	2	2	$2\frac{1}{2}$
谷物/（盎司当量/d）	6	6	7	8	9	10
全谷物/（盎司当量/d）	3	3	$3\frac{1}{2}$	4	$4\frac{1}{2}$	5
精制谷物/（盎司当量/d）	3	3	$3\frac{1}{2}$	4	$4\frac{1}{2}$	5
乳制品/（杯当量/d）	3	3	3	3	3	3
优质蛋白质食物/（盎司当量/d）	5	$5\frac{1}{2}$	6	$6\frac{1}{2}$	$6\frac{1}{2}$	7
优质蛋白质食物亚组的周摄入量						
畜肉、禽肉、蛋类/（盎司当量/周）	23	26	28	31	31	33
海产品/（盎司当量/周）[c]	8	8	9	10	10	10
坚果、种子类和大豆制品/（盎司当量/周）	4	5	5	5	5	6
油/（克/d）	24	27	29	31	34	36
能量限制下的其他食物/（kcal/d）[d]	140	240	250	320	350	370

续表

能量水平模式[a]	1 800	2 000	2 200	2 400	2 600	2 800
能量限制下的其他食物/（%/d）	8	12	11	13	13	13

注：a. 能量水平范围：孕前能量水平参照具有健康体质指数（BMI）女性的平均身高和体重计算而得，其高约 5 英尺 4 英寸，重约 126 磅。表中所示能量水平包括了对孕早期（孕期的前 3 个月）妇女的估算值，与孕前相比，其能量需要量一般不会增加；还包括孕中、后期（孕期后 3 个月）和哺乳期所需的额外能量。能量需要量因多种因素而异。超重或肥胖女性妊娠期建议增重值较低，这可能会影响能量需要量。美国农业部官网为医疗保健专业人士提供了膳食参考摄入量计算器，可根据年龄、性别、身高、体重、身体活动水平和妊娠期或哺乳期状况来估算能量需要量，网址为 https：//www. nal. usda. gov/legacy/fnic/dri-calculator/。

附表 10　孕前体重健康妇女妊娠期和哺乳期能量
需要量的变化估算

妊娠期或哺乳期所处阶段[a]	与怀孕前相比，每日 能量需要量变化估算值/kcal
孕早期：第 1 个季度	+0
孕中期：第 2 个季度	+340
孕晚期：第 3 个季度	+452
哺乳期：婴儿 0～6 月龄第 1 个半年	+330[b]
哺乳期：婴儿 7～12 月龄第 2 个半年	+400[c]

注：a. 这些估算值适用于健康孕前体重的女性。孕前超重或肥胖的女性应向医疗保健提供者寻求如何在妊娠期和哺乳期摄入适宜能量的指导帮助。b. 哺乳期前 6 个月能量需要增加量=怀孕前能量需要量+500 kcal/d（储备泌乳所需能量）-170 kcal/d（产后前 6 个月的日体重减轻量）。c. 假设产后 6 个月后体重稳定，哺乳期 7～12 个月的能量需要增加量=怀孕前能量需要量+400 kcal/d（储备泌乳所需能量）。备注：估算值由美国医学会制定的能量需要量（EER）推算而来。

附表 11　妊娠期增重建议

孕前 体重 分类	体质 指数	总增重 范围/ 磅	孕中期与孕后期 的周增重率ª（平 均/磅）
低体重	<18.5	28～40	1 [1～1.3]
健康体重	18.5～24.9	25～35	1 [0.8～1]
超重	25～29.9	15～25	0.6 [0.5～0.7]
肥胖	≤30	11～20	0.5 [0.4～0.6]

注：a. 假设孕前 3 个月体重增加范围为 1.1～4.4 磅。